PRACTICAL PEDIATRIC
OUTPATIENT AND
EMERGENCY MANUAL

实用儿科
门急诊手册

主编◎王春林 梁黎

ZHEJIANG UNIVERSITY PRESS
浙江大学出版社

王春林，1976年2月，男，汉族，浙江省龙游县人，现工作于浙江大学医学院附属第一医院儿科，主任医师、硕士研究生导师、儿科主任。1999年6月大学本科毕业于浙江大学临床医学专业，2012年3月获儿科学博士学位。1999年8月工作于浙江大学医学院附属儿童医院内科，2013年3月调入浙江大学医学院附属第一医院创建儿科，长期从事儿科临床、科研及住院医生规范化培训等教学工作，主持国家级、省部级科研项目4项，发表论文百余篇，曾获2017年浙江省政府科技进步奖一等奖1项，兼任浙江省医学会儿科学分会常务委员、浙江省数理医学会儿科精准诊疗专业委员会主任委员、中华医学会儿科学分会内分泌遗传代谢学组委员。担任《中华儿科杂志》《中国实用儿科杂志》《临床儿科杂志》等多家杂志通讯编委和青年编委。

梁黎，1956年6月，女，汉族，浙江省杭州市人，现工作于浙江大学医学院附属第一医院儿科，主任医师、教授、博士研究生导师、儿科教研室主任。1982年12月毕业于浙江医科大学医学系，留附属儿童医院内科工作，1993年始历任内科副主任、内科主任兼内分泌科主任（其间1993年11月至1994年8月赴德国基尔大学儿童医院进修）。2013年3月调入浙江大学医学院附属第一医院任首儿科主任（2019年10月卸任）。担任《中华儿科杂志》《中华实用儿科临床杂志》《中国实用儿科杂志》《临床儿科杂志》等多家杂志编委和常务编委；曾兼任中华医学会第14~16届儿科分会内分泌遗传代谢学组副组长、中华医学会第17届儿科学分会青春期医学委员会副主委、浙江省医学会第9届儿科学分会副主委、浙江省数理医学会第1届儿科精准诊疗专委会主委；承担国家级和省部级课题十余项；主编和参编教材和专著十余部，获浙江省科学技术奖一等奖1项、二等奖2项，浙江省医药卫生科技奖一等奖和二等奖各2项，全国妇幼健康科学技术奖二等奖1项。

前 言
FOREWORD

　　我国儿科人才严重短缺并向专科儿童医院集中发展，导致综合性医院儿科规模日渐缩小，儿科亚专科发展不平衡，使得综合性医院儿科医生的临床实践能力受到一定的限制。为了便于儿科住院医师，尤其基层低年资住院医师在门诊实践诊疗中快速便捷地做出正确的临床决策，我们组织编写了《实用儿科门急诊手册》。

　　该手册分十二章，以系统为章，以疾病为节，对儿科常见急诊及各系统常见疾病的主要临床表现、鉴别诊断、处理要点等予以阐明，层次分明，一目了然，便于查阅和参考。书末附有儿科常用药物剂量及辅助检验参考值。

　　本手册携带方便，内容涵盖儿内科门急诊、各系统常见病，贴近临床一线。适合全科医师、规范化培训的儿科住院医师、低年资儿科住院医师和基层儿科医师阅读，具有较高的实用价值和指导意义。

　　参加本手册编写的均为浙江大学医学院附属第一医院儿科主治医师及以上职称且教学经验丰富的老师。他们在繁忙的日常工作之余完成了本手册的编写。全体参编人员付出了艰辛的劳动，尤其是梁黎教授对本书的最后定稿做了大量的工作。浙江大学医学院附属第一医院有关方面亦对本手册的编写和出版给予了热情帮助与大力支持，在此特向他们表示衷心的感谢！

　　限于编者水平，书中难免存在疏漏及不当之处，敬请广大读者批评指正。

王春林

浙江大学医学院附属第一医院

2021年1月

目录
CONTENTS

第一章　儿科常见急症处理

第一节　心跳呼吸骤停

心跳和呼吸骤停往往互为因果，伴随发生，抢救时需两者兼顾，同时进行。

【主要临床表现】①突然昏迷，可有一过性抽搐；②瞳孔扩大，对光反射消失；③大动脉搏动消失；④心音消失或者微弱、心率缓慢，如年长儿心率＜30 次 / 分，新生儿心率＜60 次 / 分；⑤呼吸停止，包括浅弱、缓慢等无效通气。

【常见病因】儿童心跳呼吸骤停大多由呼吸中断诱发，治疗时恢复通气尤为重要。

【处理要点】1. 评估周围环境安全，评估患者病情：叫 – 看 – 摸三步评估。叫：年长儿双手拍双肩、婴儿拍足底。看：平视胸廓是否起伏。摸：触摸大动脉搏动。在 5~10 秒内同时完成呼吸心跳的评估。呼叫其他医护人员，启动应急反应系统，并获得除颤仪。

2. 立刻进行心肺复苏：人工通气 + 胸外按压。

人工通气：①开放气道，仰头提颏法；②皮囊加压，罩住口鼻并紧贴面部不留缝隙；③皮囊接氧气（10L/min），加压给氧；④气管插管：是心跳、呼吸骤停患儿建立并保持气道开放的最佳方法。管径的选择：患儿年龄＞2 岁，管径（cm）= 患儿年龄（岁）÷4+4。插管深度（cm）= 患儿年龄（岁）÷2+12。

胸外按压：当新生儿、婴儿心率＜60 次 / 分，年长儿心率＜30 次 / 分时，应立即开始胸外按压。①按压部位：双乳头连线中点稍下。②按压手法：对年长儿双掌，对年幼儿单掌，婴儿采用双指法或拇指环抱法。③按压频率：100~120 次 / 分。④按压深度：胸廓前后径的 1/3，婴儿的为 4cm，儿童的为 5cm。⑤与通气的配比：新生儿 3∶1，儿童 15∶2。如果已经气管插管，则持续胸外按压，通气时无须中断按压，每 2~3 秒给予 1 次人工通气。

3. 药物：①肾上腺素：1/10000，0.1mL/kg（0.01mg/kg）静推或经骨髓（必要时）；1/1000，0.1mL/kg（0.1mg/kg）经气管给药；3~5 分钟可重复一次。②扩容：10~20mL/kg。③多巴胺 / 多巴酚丁胺：5~20 μ g/(kg·min)。④碳酸氢钠：复苏时间长者，0.5~1mmol/kg（1mmol=5% 碳酸氢钠 1.7mL）。

4. 除颤：室颤、无脉室速启动除颤。

5. 心肺监护、复苏效果的评估。

第二节　窒息（急性气道梗阻）

急性气道梗阻引起的窒息是指各种原因导致上呼吸道隆突以上气流受阻、通气障碍，如不及时解除会导致心跳停止而危及生命。

【**主要临床表现**】①轻度梗阻：有良好的气体交换，能用力咳嗽，咳嗽时可能有哮鸣音。②严重梗阻：用手指抓住自己的喉部，无法说话或哭喊，气体交换不良，咳嗽微弱或无咳嗽，呼吸困难加重，可能出现发绀。

【**常见病因**】①喉痉挛；②溺水窒息；③蒙头盖被综合征；④急性喉炎或喉痉挛；⑤喉部异物；⑥呕吐物急性吸入等。

【**处理要点**】处置方法分儿童（年龄＞1岁）与婴儿（年龄＜1岁）。

1. 年龄＞1岁患儿的窒息解除。

（1）有反应者：海姆立克法，可能需要多次重复快速冲击。

（2）无反应者：迅速启动应急反应系统，开始进行心肺复苏。不要检查脉搏，应首先进行胸外按压，每次开放气道通气时将患者的嘴尽量打开，查找异物。如发现异物，用手指将其去除；如未发现异常，则继续心肺复苏。

2. 年龄＜1岁的婴儿窒息解除。

（1）有反应者：通过拍背和胸部快速冲击解除窒息，勿使用海姆立克法。

（2）无反应者：启动应急反应系统，开始进行心肺复苏。不要检查脉搏，应首先进行胸外按压，每次开放气道通气时将患者的嘴尽量打开。查找异物，如发现异物，用手指将其去除；如未发现异常，则继续心肺复苏。如明确患儿为返流等原因造成的奶汁误吸，则可在气道开放通气前用吸痰管吸痰进行气道清理。

3. 对喉头水肿如急性喉炎导致的气道梗阻，可行气管插管。对插管困难或因喉部异物无法插管的，需请耳鼻喉科医生行环甲膜穿刺术或气管切开术。

4. 窒息解除后，检查患者的反应、呼吸和脉搏情况，急诊收住院进行后续评估和治疗。使用海姆立克法有反应者，需注意评估快速腹部冲击引起的潜在并发症。

第三节　惊　厥

惊厥是指四肢、躯干与颜面骨骼肌非自主的强直与阵挛性抽搐，常为全身性、对称性，伴有或不伴有意识丧失。

【主要临床表现】发作前少数可有先兆。典型表现是意识突然丧失，同时急骤发生全身性或局限性、强直性或阵挛性面部、四肢肌肉抽搐，多伴有双眼上翻、凝视或斜视。由于喉痉挛、气道不畅，可有屏气甚至青紫现象；部分患儿大小便失禁。低钙血症惊厥时，患儿可意识清楚。发作时间可由数秒至数分钟，严重者反复多次发作，甚至呈持续状态，惊厥止后多处入睡状态。

【常见病因】①感染性：颅内感染，如病毒、细菌、真菌、寄生虫等微生物所致中枢神经系统感染；颅外感染，如急性胃肠炎、中毒型菌痢、脓毒症、中耳炎、破伤风、百日咳、重症肺炎等急性严重感染。②非感染性，如颅脑损伤、窒息、溺水、颅内出血、颅内占位性疾病、癫痫大发作、婴儿痉挛症、代谢性疾病、中毒、电解质紊乱、高血压脑病、Reye综合征等。

【处理要点】

1. 辅助检查：血常规、超敏C反应蛋白（C-reactive Protein，CRP）、电解质、肝肾功能、血糖、血气分析，酌情选择脑脊液的常规和生化培养及病原学检查、脑电图、头颅B超或CT，必要时完善遗传代谢质谱、尿有机酸测定、毒物分析。

2. 一般处理：吸氧，保持气道通畅，防止误吸，予以心肺监护。

3. 抗惊厥紧急治疗：①地西泮：每次 0.25~0.5mg/kg（单次≤10mg），静脉缓慢注射（1mg/min）。②苯巴比妥：每次 5~10mg/kg，肌注或静注（静注速度应<30mg/min）。③10%水合氯醛：每次 50mg/kg，口服或灌肠。

4. 止惊后收住院进一步治疗。

第四节 昏 迷

昏迷是指意识表达被抑制或不能被唤醒、反应缺乏的一种病理状态。

【主要临床表现】①浅昏迷:一般反应消失,但强烈的痛觉刺激能引起肢体简单的防御性运动,部分浅或深反射仍可存在,可有四肢舞动或谵语,腱反射亢进。②深昏迷:对外界的一切刺激均无反应,四肢肌肉松软,浅、深反射及病理反射消失,咽或吞咽反射亦不存在,生命体征(呼吸、脉搏、血压)存在,但可出现不同程度的障碍。

【常见病因】①颅内感染:最常见,包括各种重型脑膜炎和脑炎、感染中毒性脑病和瑞氏综合征等。②非感染性颅内疾病:颅脑损伤、新生儿核黄疸、癫痫持续状态、高血压脑病、脑血管畸形出血、晚期脑肿瘤等。③中毒(农药、氰化物、苍耳子、白果等)。④意外:蜂刺、蛇咬、触电、溺水、颅脑外伤及中暑等。⑤代谢性酸中毒、糖尿病性昏迷、低血糖、尿毒症及肝性脑病等。⑥脑缺氧:严重窒息、惊厥持续状态、休克、恶性心律失常以及阿斯氏综合征等。

【处理要点】

1. 辅助检查:血常规、电解质、肝肾功能、血糖、血气分析,酌情选择脑脊液常规、生化及病原学检查;必要时做头颅 CT、B 超、脑电图检查或进行毒物分析。

2. 一般处理:清理气道后给氧,平卧位,头偏向一侧,避免呕吐物吸入。监护心肺。

3. 有脑水肿或颅内压增高时需降颅压治疗:20% 甘露醇,每次0.25 ~ 1.0g/kg,每次使用时间 >30min(颅内出血时慎用)。

4. 低血糖时,应立即给予 10% 葡萄糖 2mL/kg 静脉推注。

5. 建议收住院以尽快明确病因,及时进行针对性治疗。

第五节　休　克

休克是指急性循环功能不全和全身组织灌流不足，最终导致内环境紊乱的临床综合征。休克晚期可出现多脏器功能衰竭。

【主要临床表现】面色苍白，四肢发凉，皮肤苍白有花纹，脉搏细弱，血压下降，尿量减少，神志不清或烦躁不安等综合征象，常发生在患有原发病基础上的患者。

【常见病因】①低血容量性休克：是儿童最常见的休克类型。常见于吐、泻所致的重度脱水，消化道大出血、严重烧伤所致的广泛血浆外渗，外伤所致的急剧失血等。

②感染性休克：各种病原微生物感染及其有害产物引起的急性循环功能紊乱。

③过敏性休克：机体对某些抗生素、药物、血清制剂或食物等过敏所致。

④心源性休克：由先天性心脏病（简称：先心）、心肌炎、心律失常、心包填塞、急性肺梗死等引发。

【处理要点】

1. 辅助检查：血气分析和电解质、血常规、CRP、血培养（感染性休克）、肝肾功能、血糖、胸片、心电图，必要时行心超检查。

2. 保持呼吸道通畅并予以吸氧，必要时予以人工呼吸机辅助呼吸。监护心肺。

3. 感染性休克治疗。

①液体复苏：在第1个小时常用0.9%氯化钠溶液，按20mL/kg快速输液。在10~20分钟内推注，然后评估循环恢复情况。若循环无明显改善，可再用第2剂、第3剂。每剂10~20mL/kg，总量可达40~60mL/（kg·h）。继续和维持输液：继续输液用张力为1/2~2/3张液体，5~10mL/（kg·h），6~8小时内输入。维持液体用1/3张液体，2~4mL/（kg·h），24小时内输注。

②血管活性药物：液体复苏无效，开始使用多巴胺或多巴酚丁胺治疗。多巴胺：剂量为5~10μg/(kg·min)，持续静脉滴注。多巴酚丁胺：剂量为2.5~10μg/(kg·min)，持续静脉滴注。冷休克可用肾上腺素，暖休克可用去甲肾上腺素。

③肾上腺皮质激素：疑似肾上腺功能不足者，测量基础皮质醇水平予以评估；可予氢化可的松静脉注射，剂量 3~5mg/(kg·d), 分 2~3 次给予。

④纠正酸中毒，积极控制感染，维持血糖稳定。

4. 过敏性休克治疗。

①由药物引起的，应立即终止用药，并清除可能引起过敏反应的物质。

②0.1% 肾上腺素（1mL 相当于 1mg），每次 0.01~0.03mg/kg，皮下或肌内注射。每 10~15 分钟可重复 1 次。

③异丙嗪肌内注射，每次 0.5~1.0mg/kg。

④地塞米松静脉滴注，每次 0.2~0.4mg/kg，每 4~6 小时 1 次，可重复使用。

⑤补充血容量、10% 葡萄糖酸钙、血管活性药物。

5. 紧急处理后尽快收住院进一步治疗。

第六节　心力衰竭

心力衰竭是指由于心功能减退，不能泵出足够的氧合血以满足全身组织代谢需要的一种临床综合征。

【主要临床表现】①左心衰：主要为肺循环淤血，表现为咳嗽、呼吸困难、肺部啰音或哮鸣音、青紫、心音呈奔马律。②右心衰：主要为体循环淤血，表现为颈静脉怒张、肝颈反流试验阳性、肝大及周围水肿。③全心衰：婴儿期多见。起病急，进展快，暴发心肌炎和心内膜弹力纤维增多症所致者尤重。表现为呼吸急促，可有呕吐、烦躁、多汗、面色苍白或青紫、四肢冷、脉速而无力，心动过速可有奔马律、肺部干湿性啰音或哮鸣音。先心多呈慢性充血性心衰，起病较慢，主要表现为喂养困难、吸奶停顿、烦躁、多汗、喜竖起抱、常干咳、哭声低弱、肝大等。

【常见病因】①心肌收缩力减弱：心肌炎、心肌病等。②前负荷过度或不足：左向右分流型先天性心脏病（房、室间隔缺损、动脉导管未闭等），二尖瓣或主动脉瓣关闭不全等；甲状腺功能亢进、严重贫血、维生素 B_1 缺乏、静脉输液过多过快而加重前负荷。③限制性心肌病、心内膜弹力纤维增多症、心包疾病等可使左室或右室舒张期充盈不足，心排血量减少而致心衰。④后负荷过重：高血压、主动脉瓣狭窄、主动脉缩窄等增加左室射血阻抗，可致左心衰；二尖瓣狭窄、肺动脉高压、肺动脉瓣狭窄等增加右室后负荷，引起右心衰。⑤心律失常：心率过快或异位性心动过速等使心室舒张期缩短，心室充盈减少及心肌耗氧量增加，心排血量减少。心率过缓时，虽每搏量有所增加，但每分钟排血量仍然下降。

【处理要点】

1. 辅助检查：胸片、心电图、心超、血气分析和电解质、血利尿肽。
2. 一般治疗：镇静、吸氧，心肺监护。
3. 正性肌力药的应用：可给洋地黄化量的1/2（需除外右室流出道狭窄）见表1-6-1。

表 1-6-1 洋地黄类药物的临床应用

洋地黄类制剂	给药途径	洋地黄化总量（mg/kg）	每天平均维持量
地高辛	口服	<2 岁 0.05~0.06 >2 岁 0.04~0.05	1/4~1/5 洋地黄化量 分 2 次，每 12 小时 1 次
	静注	<2 岁 0.03~0.04 >2 岁 0.02~0.03	
毛花苷丙（西地兰）	静注	<2 岁 0.03~0.04 >2 岁 0.02~0.03	分 2 次，每 12 小时 1 次

4. 利尿剂：呋塞米 0.5~1mg/kg，肌注或缓慢静推。

5. 血管扩张剂：酚妥拉明、硝普钠、卡托普利等。

6. 紧急处理后收住院进一步治疗。

第七节 急性呼吸衰竭

呼吸衰竭是指由于呼吸中枢和 (或) 呼吸系统原发或继发性病变，最后引起通气和 / 或换气功能障碍，出现缺氧和 / 或 CO_2 潴留。婴幼儿动脉氧分压（PaO_2）≤ 60mmHg（7.98kPa），动脉血氧饱和度（SaO_2）≤ 80%，和 (或) 动脉二氧化碳分压（$PaCO_2$）≥ 50mmHg（6.65kPa），可诊断为呼吸衰竭。急性呼吸衰竭指呼吸衰竭发展迅速，引起脏器功能障碍。

【主要临床表现】呼吸增快、深度及节律改变，三凹征、鼻翼扇动、发绀或面色灰白，呼吸音减弱或消失，喘鸣音或呼气延长，呼气性呻吟，吸入 ≥ 40% 浓度氧后发绀无改善。心率先增快后减慢，心音低钝或心律失常，血压下降。烦躁不安、意识障碍、惊厥、昏迷，瞳孔缩小、视乳头水肿，四肢肌张力低下等。可出现消化道出血、肝功能变化、肾衰竭等多系统受损。

【常见病因】新生儿呼吸窘迫综合征、上呼吸道梗阻、颅内出血、脓毒症、支气管肺炎、哮喘持续状态、异物吸入、脑炎、多发性神经根炎等。可分为：①泵衰竭，与呼吸中枢功能和 (或) 周围性呼吸肌功能障碍有关，表现为 $PaCO_2$ 升高，继之出现低氧血症，具有气管插管和机械通气的指征。②肺衰竭，由肺部实质性病变所致，表现低氧血症，继之因呼吸肌疲劳致 $PaCO_2$ 升高。

【处理要点】

1. 辅助检查：血气分析和电解质、血常规、CRP、胸片。

2. 保持呼吸道通畅，积极清除呼吸道分泌物，维持正常体温，保持安静，呼吸急促时禁食，吸氧维持正常的氧分压，必要时予以气管插管和机械通气。

3. 引起呼吸衰竭的病因各异，治疗上除针对不同病因给予相应的处理、预防和控制感染外，重点在于纠正缺氧和二氧化碳潴留。

4. 收住院进一步治疗。

第八节　颅内压增高症

脑水肿是引起小儿急性颅内高压最主要的原因。当颅内压过高而发生脑疝时，患儿可突然死亡。

【主要临床表现】剧烈头痛，喷射性呕吐，意识障碍，肌张力改变及惊厥，呼吸障碍，头部体征变化（前囟膨隆紧张、骨缝裂开、头围增大、头部浅表静脉怒张、破壶音阳性），体温调节及循环障碍，血压升高，眼部改变（眼球突出、球结膜充血水肿、眼外肌麻痹、落日眼、视野缺损、瞳孔改变、视乳头水肿等）。其中，意识障碍、瞳孔扩大以及血压增高伴心动缓慢呈 Cushing 三联征，为颅内高压危象，常为脑疝的前兆。

【常见病因】①急性感染：颅内感染，如脑炎、脑膜炎、脑脓肿等；全身感染，如中毒性痢疾、严重脓毒症等引起中毒性脑病。②脑缺血、缺氧：心搏骤停、休克等可致脑缺血缺氧；窒息、癫痫持续状态、一氧化碳中毒、严重贫血、肺性脑病等可致脑缺氧。严重缺血、缺氧数小时即可发生脑水肿。③创伤性脑损伤。④中毒：如铅或其他重金属、食物、农药、药物等中毒。⑤水电解质平衡紊乱：如急性低钠血症、水中毒、各种原因所致的酸中毒等。⑥其他：高血压脑病、瑞氏综合征、输液输血反应、突然停止使用激素、脑型白血病、严重遗传代谢病、颅内血管疾病、颅内占位性疾病等。

【处理要点】

1. 辅助检查：血常规、CRP、血气分析和电解质、凝血功能、心电图、脑电图、头颅 CT。

2. 一般治疗：镇静，保持呼吸道通畅，积极纠正缺氧、高碳酸血症、电解质紊乱及代谢性酸中毒，止痉，有呼吸障碍症的须及时行气管插管机械通气。

3. 降颅压：20% 甘露醇：0.5~1.0g/kg，静脉推注。

4. 立即收住院进一步抗感染、纠正休克与缺氧、改善通气、防治 CO_2 潴留，清除颅内占位性病变等治疗。

第九节　急性肾功能衰竭

急性肾功能衰竭是指由于肾脏自身和／或肾外各种原因引起的肾功能在短期（数小时或数天）内急剧下降的一组临床综合征，出现氮质血症、水及电解质紊乱和代谢性酸中毒。

【主要临床表现】良性病程历经少尿或无尿期→多尿期→恢复期。

1. 少尿或无尿期。可有全身水肿、高血压、肺水肿、脑水肿、心衰等；常见有高钾、低钠、高镁、高磷、低氯、低钙、代谢性酸中毒、尿毒症相应症状等；可继发呼吸道和尿路感染。

备注：少尿：24 小时尿量学龄期儿童 <400mL，学龄前儿童 <300mL，婴幼儿 <200mL，或每小时 <0.5mL/kg。无尿：24 小时尿量 <50mL。

2. 多尿期。尿量明显增加，可致脱水、低钾、低钠。

3. 恢复期。肾功能改善，尿量恢复正常，血尿素氮和肌酐逐渐恢复正常。但仍有虚弱无力、消瘦、营养不良、贫血和免疫功能低下症状。

【常见病因】①肾前性因素：血容量减少、血液重新分布以及心功能障碍引起肾脏灌注不足等。②肾性因素：急性肾小管、肾小球、肾间质、肾血管病变所致。③肾后性因素：结石、肿瘤、盆腔血肿、尿道周围脓肿、先天性尿路畸形、尿路狭窄等所致的泌尿道梗阻。

【处理要点】

1. 辅助检查：血常规、尿常规、肾功能、血气分析、电解质测定、心电图、泌尿系 B 超。

2. 血钾 >6.5mmol/L 或心电图有变化时，可采用以下措施：① 10% 葡萄糖酸钙 0.5~1mL/kg，加等量葡萄糖液缓慢静脉输注；② 5% 碳酸氢钠 3~5mL/kg(一般不超过 100mL) 静脉输注。

3. 建议收住院进一步治疗。

4. 限水，选择高糖、低蛋白、富含维生素的食物，尽可能供给足够的能量。

第十节　急性肝功能衰竭

急性肝功能衰竭是指由多种因素引起的严重肝脏损害，急性起病，2周内出现以凝血功能障碍、黄疸、肝性脑病、腹水等为主要表现的一组临床综合征。

【主要临床表现】①乏力、厌食、腹胀、腹水、恶心、呕吐等，黄疸进行性加深，出血倾向明显，血浆凝血酶原活动度（Prothrombin Time Activity，PTA）<40%，或国际标准化比值（International Normalized Ratio，INR）≥ 1.5，肝进行性缩小（排除其他原因）。②肝性脑病：历经前驱期→昏迷前期→昏睡期→昏迷期（浅昏迷、深昏迷）。

【常见病因】①病毒感染：如乙型肝炎、甲型肝炎、EB病毒、单纯疱疹病毒、腺病毒、肠道病毒（埃可病毒与柯萨奇病毒）、巨细胞病毒、细小病毒 B_{19} 和水痘－带状疱疹病毒等。②药物或食物中毒：如对乙酰氨基酚过量，异烟肼中毒；对氟烷、丙戊酸钠过敏；如四氯化碳、毒蕈、鱼胆等中毒。③缺氧缺血：见于肝血管闭塞、充血性心衰、青紫型先心或休克。④遗传代谢性疾病。

【处理要点】

1. 辅助检查：肝功能、血气分析＋电解质、血氨、凝血功能、甲胎蛋白、肝胆脾胰B超、腹水B超、脑电图，以及血铜蓝蛋白、遗传代谢质谱、肝炎病毒等等病因及病原学检查。

2. 一般治疗：卧床休息，减少体力消耗，减轻肝脏负担，心电监护。

3. 营养和饮食：高碳水化合物、低脂、适量蛋白、富含维生素食物饮食，肝性脑病患者需限制经肠道蛋白摄入。对进食不足者，每日静脉补给足够的热量、液体和维生素。

4. 建议收住院治疗，必要时可选择人工肝或肝移植治疗。

第十一节 电击伤

电击伤是指一定电流或电能量通过人体所引起的机体损伤、功能障碍，甚至死亡。

【主要临床表现】①全身反应：轻者局部发麻，短时头晕、心悸、惊恐、面色苍白、表情呆滞和轻度肌肉痉挛，一般无意识丧失，心脏听诊可闻及期前收缩。重者（大流量电击）可当即昏迷、心室颤动、呼吸心跳骤停。②局部组织损伤：被电源及电流击穿部位的局部皮肤组织发生严重烧伤。轻者的皮肤被电火花烧伤成 0.5~2.0cm 半圆形焦黄色或灰褐色干燥灼伤，偶见水疱，与正常皮肤界限清楚。重者的损伤部位创面大，组织损伤较深，可深达肌肉、骨骼引起坏死，甚至皮肤碳化、骨骼断裂。③其他损伤：骨折、出血、肌肉麻痹，甚至截瘫。

【常见病因】触碰电器的插头、插座、电线，无防护牵拉已触电者，家用电器漏电，雷雨天气时在大树或屋檐下遭遇雷击等。

【处理要点】

1. 辅助检查：血常规、尿常规、心肌酶谱、肝肾功能、心电图、尿肌红蛋白测定。

2. 现场急救：尽快使患儿脱离电源，关闭电源，用干木棍或竹竿挑开搭在患儿身上的电线，把患儿推离电源，施救者不能直接接触触电患儿。评估病情，在确认环境安全的前提下，对呼吸心搏骤停者立即实施心肺复苏。

3. 入院后急救：根据病情继续心肺复苏，气管插管，机械通气。

4. 局部创面处理：尽快清除坏死组织，治疗筋膜综合征、肢体坏死等并发症。

第十二节　有机磷中毒

有机磷中毒可由食入、吸入或经皮肤吸收而致，小儿多为食入有机磷污染食物。由消化道进入的有机磷较一般浓度的由呼吸道吸入或皮肤吸收的中毒症状重，发病急。

【主要临床表现】一般误服后 12 小时内发病，但若口服高浓度或剧毒的有机磷农药在几分钟内出现症状。①轻度：头昏、乏力、恶心、呕吐、多汗、视物模糊等，胆碱脂酶活力下降至正常的 50% ~ 70%。②中度：流涎、吐泻、支气管分泌物增加、瞳孔缩小、面色苍白、肌肉震颤、意识轻度障碍，胆碱脂酶活力下降至正常的 30% ~ 50%。③重度：青紫、呼吸困难、昏迷、抽搐，瞳孔呈针尖样小，胆碱脂酶活力下降至正常 30% 以下。

【常见病因】食入、吸入或经皮肤吸收有机磷农药，以误服多见。

【处理要点】

1. 辅助检查：血常规、血气分析、电解质、凝血功能、肝肾功能、心电图、血液胆碱酯酶活力测定。

2. 有机磷鉴定：检验呕吐物或洗胃时初次抽取的胃内容物，呼吸道分泌物、尿液、被污染皮肤的冲洗液或衣服上的污染物。

3. 清除毒物，防止继续吸收。①接触中毒者：立即脱去污染衣服，对皮肤、毛发用清水清洗。②经口中毒者：用淡生理盐水（0.85%）或清水洗胃。洗胃后用硫酸镁导泻，禁用油脂性泻剂。

4. 解毒药物应用

①胆碱能神经抑制剂：拮抗乙酰胆碱的毒蕈碱样作用，消除胃肠道和中枢神经系统的中毒症状常用阿托品。

②胆碱脂酶复能剂：可消除肌肉颤动和抽搐，常用解磷定（见表 1-12-1）。

表 1-12-1　阿托品、解磷定剂量（单位：每次 mg/kg）

药品	轻度	中度	重度
阿托品	0.02 ~ 0.03	0.03 ~ 0.05	0.05 ~ 0.1
解磷定	10~15	15 ~ 30	30

5. 建议收住院应用解毒药物，并吸氧、吸氮，防止肺部感染，保持水、电解质平衡，进行解除脑水肿、护肝等治疗。

第十三节　急性药物和化学物中毒

中毒具有比较明显的年龄特点。低龄儿童以误摄入中毒多见，摄入毒物量少，通常为误服药物，如大量服用镇痛药、抗抑郁药、清洁剂、杀虫剂等；青少年尤其是企图自杀者往往服用大量或多种毒物，具有致命性。

【常见病因】①摄入中毒：最为多见；②接触中毒：小儿皮肤薄，体表面积相对较大，易于吸收；③吸入中毒：是气体中毒的主要途径，由于肺部气体交换快，肺泡面积大，因此，吸入中毒多为急性中毒；④注入中毒：误注射药物及虫咬伤等。

下列情况需怀疑中毒：①集体同时或先后发病，症状相似者；②病史不明，症状与体征不符，或各种征象不能用一种疾病解释或"应该有效的"常规治疗未见效果；③病史不明，多脏器受累或神志不清者；④具有某些中毒迹象者。

【处理要点】

1. 稳定生命体征：保持气道、呼吸、循环正常。

2. 消除污染、清除毒物。

（1）祛除毒物：①催吐：摄入后立即实施，但在摄入腐蚀性毒物及咽反射消失患者禁用；②洗胃：摄入毒物1小时内效果好；③活性炭：可吸附摄入的大多数毒物，但对杀虫剂（Pesticides）、碳氢化合物（Hydrocarbons）、酒精（Alcohol）、酸（Acids）和碱（Alkali）、铁制剂（Iron preparations）、锂（Lithium）及溶剂（Solvents）（PHAILS）效果差。用量：每次1g/kg。

（2）消除毒物：①碱化尿液：适用水杨酸、苯巴比妥等中毒；②酌情准备血液透析和血流灌注、血浆置换。

3. 建议收住院进一步清除毒物，咨询毒理专家，针对性地应用合适的解毒剂并对症处理。

第十四节　溺　水

溺水致死的原因是水灌入呼吸道而引起窒息，部分是由于溺水发生喉头痉挛或心脏突然停搏。溺水后平均 5 ~ 6 分钟，呼吸、心跳即可完全停止。

【主要临床表现】由于窒息，有面部青紫和肿胀，双眼充血等；鼻腔、口腔和气管充满泡沫，肢体冰冷；神志改变；胃内充满积水，上腹胀满；呼吸与心跳先后停止。淡水淹溺者的血液被稀释、血容量增加，血浆钠、钙、氯和蛋白质的浓度都下降；海水淹溺者的血浆吸收了钠、镁、氯，使其浓度上升，蛋白质从血浆渗入肺泡，使其血浆浓度下降，同时水分从血浆渗出，血容量减少。不论淡水或海水淹溺，均导致肺水肿、心力衰竭，最后为脑水肿。

【常见病因】有溺水史。

【处理要点】

1. 同第一节心跳呼吸骤停的处置，即刻遵循标准基础生命支持（Basic Life Support，BLS）顺序进行。

2. 气道内积水的处置：气道内空气－水的混合运动可造成大量气泡从口中流出。由于气泡会不断地流出，建议不要尝试擦拭。继续进行 BLS，直到高级生命支持人员到达并实施插管。胃内容物与水的反流在复苏过程中较为常见，如果这完全妨碍通气，将溺水者侧卧，必要时直接吸引移除反流物质。

3. 生命体征复苏后收住院进行复苏后高级生命支持治疗。

第十五节　叮咬伤和蜇伤

叮咬伤和蜇伤是指人体不慎被带毒动物叮咬或蜇刺，造成组织损伤、机体中毒。带毒的动物种类颇多（如毒蜂、毒蝎、毒蜘蛛、毒蛇等），其带毒结构可分为毒腺、毒牙或毒刺。

【主要临床表现】①局部症状：被蜇伤处灼痛、红肿、麻木，出现水疱或出血；毒蛇咬伤局部有肿胀剧痛，迅速向近心端发展，可发生水疱、组织坏死、伤口出血不止。②全身症状：毒素吸收后可引起发热、头痛、恶心、呕吐、全身剧痛、烦躁不安、呼吸及吞咽困难、抽搐、休克、出血倾向、黄疸、贫血、肺水肿、心律失常、肝肾功能损害、血尿、蛋白尿、少尿或无尿等。神经毒素吸收后则可出现头晕、嗜睡、无力、吞咽困难、声音嘶哑、语言不清、肌肉麻痹、四肢瘫痪、呼吸困难、瞳孔散大、大小便失禁、发热、抽搐、昏迷，以致呼吸麻痹死亡。

【常见病因】毒蜂、毒蝎及毒蜘蛛蜇刺伤，毒蛇等咬伤。

【处理要点】

1. 辅助检查：血常规、血气分析、凝血功能、肝肾功能、心电图。

2. 局部处理：

（1）蜂刺中毒：立即拔出毒刺，在患处涂氨水、碳酸氢钠等碱性药物。

（2）毒蝎、蜘蛛蜇伤：立即拔出毒刺，局部冷敷或用 2% 醋酸溶液冷湿敷，局部注射麻黄碱注射液 0.5mL。

（3）较重的蜇伤及毒蛇咬伤：①阻断血供：立即在伤口近心端 2~3cm 处扎缚肢体，每隔 15~20 分钟放松 1~2 分钟。急救处理后解除，一般不超过 2 小时。②伤口处理：伤口局部用 1：5000 高锰酸钾充分冲洗伤口。在局部麻醉下于伤口处作十字或一字切口，长约 1~2cm，在真皮下深约 3~5cm，扩创排毒。③局部封闭：以 0.25%~0.5% 普鲁卡因加地塞米松 5mg 在结扎上方作环行封闭。

3. 对重症呼吸衰竭需即刻行气管插管，机械通气；然后收住院酌情给予①抗毒血清；②肾上腺皮质激素；③抗组胺药物；④控制感染及预防破伤风；⑤抗休克；⑥出现严重贫血、溶血时可考虑输注血制品；⑦血液净化等对症支持及保护重要脏器功能等治疗。

第十六节 哮喘持续状态

哮喘持续状态是哮喘发作时出现严重的呼吸困难，在合理应用拟交感神经药物和茶碱类药物后 24 小时仍不见缓解的急性重症疾病。

【主要临床表现】喘息、呼吸急促，辅助呼吸肌收缩；严重时呼吸困难、发绀、意识障碍、全身衰竭。精神紧张、烦躁不安、多汗、端坐呼吸、奇脉；肺部听诊可闻及哮鸣音、呼气相延长，甚至"静默肺"。

【常见病因】支气管广泛持续痉挛所致，可因接触各种变应原、病原体导致呼吸道感染而诱发；哮喘长期未得到正规有效治疗和控制也是哮喘持续发作的高危因素。需与心源性哮喘、大气道阻塞性疾病相鉴别。

【处理要点】

1. 辅助检查：血常规、CRP、血气分析、电解质、胸片。

2. 一般处理：卧床休息、镇静（水合氯醛）、保持呼吸道通畅、监测生命体征、吸氧。

3. 建立静脉通道，维持体液及酸碱平衡。

4. 立即给予气雾剂吸入：首选 β_2 受体激动剂，沙丁胺醇 2.5~5.0mg 或特布他林溶液（博利康尼）250~500μg。抗胆碱能药物与 β_2 受体激动剂合用，剂量为 250~500μg。

5. 肾上腺皮质激素：甲泼尼松龙 1~2mg/kg，或琥珀酸氢化可的松 5~10mg/kg，可每 4~8 小时使用 1 次，一般短期应用，2~5 天内停药。

6. 氨茶碱：一般先负荷量 4~6mg/kg（≤250mg），加 30~50mL 液体，于 20~30 分钟内缓慢静脉滴注，继续用维持剂量 0.7~1.0mg/(kg·h) 输液泵维持，24 小时内≤20mg/kg；或每 6~8 小时 4~6mg/kg 静脉滴注。若 24 小时用过氨茶碱，茶碱首剂剂量减半。

7. 硫酸镁：常用剂量：25~40mg/(kg·d)，分 1~2 次，最大量为 2g/d。加入 10% 葡萄糖液 20mL，缓慢静脉输注（20~60min），可酌情给予 1~3 天。如过量使用，可用静脉注射 10% 葡萄糖酸钙拮抗。

8. 建议立即收住院治疗。

第十七节　癫痫持续状态

一次癫痫发作持续 30 分钟以上，或发作间期意识不能恢复的 2 次或 2 次以上连续发作达 30 分钟以上，称为癫痫持续状态。为了便于做出治疗决策，临床医学界更青睐且普遍接受更短的时间窗（例如连续癫痫发作 >5~10 分钟），尤其是对全面性、惊厥性癫痫发作。

【**主要临床表现**】持续惊厥发作（阵挛性或强直性或强直 – 阵挛发作），持续时间较长可造成不可逆的脑损害甚至导致死亡。可有基础病的相应表现。

【**常见病因**】癫痫、中枢神经系统感染、外伤、中毒、代谢紊乱等急性病。

【**处理要点**】

1. 辅助检查：血常规、CRP、血糖、电解质、肝肾功能、血气分析、血氨；可酌情行脑脊液检查、血尿代谢性疾病筛查、染色体检测、血毒物测定、抗癫痫药血药浓度测定、脑电图、头颅 CT 或 B 超。

2. 治疗原则：尽快止痉，积极寻找加以治疗。

3. 一般治疗：保持呼吸道通畅，吸痰、吸氧、降温，积极开通静脉通道，必要时行气管插管。

4. 止痉治疗：一般在癫痫持续状态的早期首选苯二氮䓬类药物，继而选用苯巴比妥。①地西泮：静脉注射，首剂 0.25~0.5mg/kg，最大不超过 10mg，推注速度 1~2mg/min；15~20 分钟后可再重复应用地西泮，24 小时内可用 2~4 次。②咪达唑仑：肌肉注射或静脉注射，首剂 0.1~0.3 mg/kg，最大不超过 10mg，如无效，可在 10 分钟内再次用药。③苯巴比妥：首剂负荷量 15~20mg/kg，新生儿可达 20~30mg/kg，静脉注射要慢（不少于 10~30 分钟）。一般开始先按 10~15mg/kg 给予，必要时 15 分钟后再按 5~10mg/kg 输注，癫痫发作控制后 12~24 小时改为维持量每天 5mg/kg。

5. 门诊治疗不能控制病情的，应住院进入顽固阶段的治疗。

第十八节　中重度脱水

脱水是指液体摄入不足或丢失过多引起体液总量尤其是细胞外液量的减少。脱水可伴钠、钾等电解质的丢失。一般来说，脱水会失钠，失钠也会导致脱水。

【脱水的性质】判断脱水的性质，根据原发病及血电解质测定：①等渗性脱水（血钠 130~150mmol/L），常见于腹泻病等消化液大量丢失的患儿；②低渗性脱水（血钠＜130mmol/L），常见于长期限盐的慢性肾病、长时间呕吐和用利尿剂者；③高渗性脱水（血钠＞150mmol/L），常见于高热、大量出汗、尿崩症等失水过多的患儿。

【脱水的程度】脱水程度的判断见表 1-18-1。

表 1-18-1　不同程度脱水的临床表现

程度	体重下降（%）	精神	脉搏	血压	皮肤弹性	皮温	黏膜	前囟和眼眶	尿量
轻	5	稍差	正常	正常	尚可	正常	稍干燥	稍凹	稍减少
中	5~10	萎靡或烦躁	快	稍低	差	稍凉	干燥	凹陷	减少
重	＞10	重病容	快、弱	休克	消失	花斑	干裂	明显凹	无尿

【处理要点】中重度脱水静脉补液包括累积损失量、继续损失量和生理需要量（酌情）。有休克的先用等张含钠液 20mL/kg（不超过 300mL/次）扩容，酸中毒明显可用 1.4% 碳酸氢钠纠酸。补液有"三定"：

1. 定输液量。①按脱水程度补充累积损失量：中度 50~100mL/kg，重度 100~120mL/kg，补充时先给 2/3 量，伴有肺炎、营养不良者酌情时减 1/4~1/3；②继续损失量：丢多少补多少，一般为 10~30mL/kg；③酌情补生理需要量为 60~80mL/kg。

2. 定输液种类。根据脱水性质补充累积损失量时，等渗脱水可用 1/2 张含钠液，低渗脱水用 2/3 张含钠液，高渗脱水用等渗液。脱水性质判断困难的可先按等渗脱水补充。继续损失量补充基本同上。生理需要量用 1/4~1/5 张含钠液。

3. 定输液速度。原则上先快后慢，一般累积损失量在 8 小时内补完，剩余的 16 小时缓慢静滴补充继续损失量和生理需要量。高渗性脱水则补充时需控制速度。

除了"三定"，静脉补液还有"三先和两见"：先快后慢，先盐后糖，先浓后淡，见尿补钾，见跳补钙、镁。

参考文献

1. 美国心脏病协会. 基础生命支持. 杭州: 浙江大学出版社, 2015.

2. 赵祥文. 儿科急诊医学. 4版. 北京: 人民卫生出版社, 2020.

3. 胡亚美, 江载芳, 申昆玲, 等. 诸福棠实用儿科学. 8版. 北京: 人民卫生出版社, 2015.

4. AMINA LALANI, 儿科急诊学手册. 杨健, 译. 北京: 人民卫生出版社, 2009.

5. 王卫平. 儿科学. 9版. 北京: 人民卫生出版社, 2018.

6. 薛辛东, 杜立中, 毛萌. 儿科学. 2版. 北京: 人民卫生出版社, 2014.

7. 桂永浩. 儿科急诊与危重症诊疗规范. 4版. 北京: 人民卫生出版社, 2019.

8. 刘春峰, 魏克伦. 儿科急危重症. 北京: 科学出版社, 2019.

9. 中华医学会儿科学分会呼吸学组. 儿童支气管哮喘诊断与防治指南 (2016年版). 中华儿科杂志, 2016, 54(3):167-181.

方燕兰 王卡娜

第二章　呼吸系统疾病

第一节　急性上呼吸道感染

急性上呼吸道感染是儿科最常见的多发病，包括鼻、咽、喉的黏膜炎症，其病原体大多为病毒，细菌感染多为继发。

【主要临床表现】一般起病较急，发热、鼻塞、流涕、干咳。婴幼儿可伴呕吐、腹泻，需注意发生高热惊厥的可能。咽痛者需仔细查看咽部有无疱疹、小溃疡，扁桃体有无渗出物。声音嘶哑、犬吠样咳嗽者有急性喉炎。

【需鉴别的疾病】①急性支气管炎、急性支气管肺炎等下呼吸道感染；②麻疹、猩红热、传染病性单核细胞增多症、手足口病等急性传染病；③川崎病等自身免疫性疾病。

【处理要点】

1. 辅助检查：血常规、CRP、咽拭子病原菌检查、血培养等。

2. 一般处理：适当休息，多饮水，进易消化食物，室温适宜，注意隔离。

3. 中成药可选芙扑感冒冲剂、板蓝根冲剂、清开灵颗粒等。

4. 继发细菌感染时，可适当选用敏感抗生素。

5. 对症处理：①高热时可予对乙酰氨基酚混悬滴剂（泰诺林）15mL（1.5g）/瓶，口服（1~3岁，每次1~1.5mL；4~6岁，每次1.5~2mL；7~9岁，每次2~3mL），或布洛芬混悬液100mL（2g）/瓶，口服（1~3岁，每次4mL；4~6岁，每次5mL；7~9岁，每次8mL），或小儿布洛芬栓每粒50mg，直肠给药（1~3岁，每次1粒）。如持续发热，上述药物可间隔4~6小时重复用药1次，24小时不超过4次。②热性惊厥时可予地西泮（安定），每次0.1~0.2mg/kg，缓慢静脉推注；或苯巴比妥钠（鲁米那），每次3~5mg/kg，肌肉注射。③鼻塞治疗可以考虑的干预措施如鼻腔吸引、盐水滴鼻、喷鼻或冲洗；咳嗽明显时可选愈酚伪麻口服液口服（2~5岁，每次5mL；6~12岁，每次10mL。每日3次），或氨溴特罗口服液口服（未满8个月，每次2.5mL；8个月~1岁，每次5.0mL；2~3岁，每次7.5mL；4~5岁，每次10mL；6~12岁，每次15.0mL。每日均2~3次）。④咽喉疼痛时可用开喉剑喷雾剂，喷患处，每次适量，一日数次。

第二节　急性喉炎 / 急性喉气管炎

急性喉炎是喉黏膜的炎症，可由急性感染或声带劳损引起。最常见的原因是病毒性呼吸道感染。急性喉气管炎是急性声音嘶哑或喘鸣的常见原因之一。

【主要临床表现】表现为犬吠样咳嗽、声嘶、吸气性喉鸣和三凹征，有时可伴喘息（哮吼）。哭闹可使喉咙及气道梗阻加重，感染导致者可伴发热不适、咽喉痛、咳嗽、轻度吞咽困难。严重梗阻可出现发绀、烦躁不安、面色苍白、心率加快等。按吸气性呼吸困难的轻重，喉梗阻分 4 度（见表 2-2-1）。

表 2-2-1　急性上气道梗阻分度及临床表现

分度	临床表现
I	活动后出现吸气性喉鸣和呼吸困难，肺呼吸音清，心率无改变
II	安静时也出现喉鸣和呼吸困难，肺部可闻及吸气期喘鸣，吸气时间延长伴有明显的呼吸费力表现：胸骨上窝凹陷，鼻翼扇动等，心率增快
III	除上述症状外，有烦躁不安、发绀、惊恐、多汗，肺部呼吸音降低，心音低钝，心率快
IV	昏睡、呼吸浅、面色苍白，肺部听诊呼吸音几乎消失，心音钝弱，心律不齐

【需鉴别的疾病】①喉、气管、支气管异物；②白喉等急性传染病；③支气管哮喘、支气管内膜结核等呼气相喘息性疾病。

【处理要点】

1. 辅助检查：血常规、CRP、病原学检测等及颈部、胸部影像学检查。

2. 一般对症处理：保持呼吸道通畅，防止缺氧加重、吸氧、退热，患儿烦躁不安时应指导家属抱住并安抚，谨慎使用镇静剂以防呼吸抑制。

3. 控制感染：对细菌感染者静脉输注广谱抗生素，常用青霉素类（如阿莫西林克拉维酸钾）、大环内酯类（如阿奇霉素）、头孢菌素类（如头孢呋辛）等。

4. 肾上腺皮质激素：雾化吸入布地奈德混悬液 0.5~1.0mg（不稀释）+ 肾上腺素 0.5~1mg/ 次；泼尼松片 1~2mg/(kg·d)，分次口服，疗程 3 天。不能口服者可以静脉使用地塞米松（0.15~0.6mg/kg）。

5. 对于严重缺氧或Ⅲ度及以上喉梗阻，需麻醉科医生、儿科医生 / 耳鼻喉科医生共同治疗。建立人工通气呼吸支持，紧急状态下插管困难的需环甲膜穿刺，行气管切开术。

6. 对于Ⅱ度以上喉梗阻建议收住院治疗。

第三节　急性支气管炎

急性支气管炎是指支气管黏膜发生炎症，多继发于上呼吸道感染之后，是儿童常见的呼吸道疾病，多系病毒和 / 或细菌感染所致。

【主要临床表现】多先有上呼吸道感染症状，干咳渐转为有痰，可伴喘息，婴幼儿症状较重，常有发热，可伴呕吐、腹泻。双肺听诊呼吸音粗，可有不固定的、散在干湿啰音，一般无气促、发绀。症状多于 3 周内缓解。

【需鉴别的疾病】①支气管肺炎、肺结核、支气管哮喘、支气管异物等呼吸系统疾病；②胃食管反流、气管食管瘘等胃肠道疾病；③先天性心脏病、血管畸形等心血管疾病。

【处理要点】

1. 辅助检查：血常规、CRP、咽拭子病原菌检查、胸片，必要时做结核菌素纯蛋白衍生物（Purified Protein Derivative，PPD）试验、心脏彩超等检查。

2. 一般处理：基本同上呼吸道感染，多饮水，常变换体位等。

3. 控制感染：考虑病毒感染时一般不用抗生素。出现发热、黄痰、白细胞增多时需考虑细菌感染，可适当应用抗生素，常为头孢菌素类（如头孢克洛干混悬剂 20mg/kg，分 3 次口服）头孢克肟颗粒，3~6mg/kg，分 2 次口服）、青霉素类（如阿莫西林颗粒 20～40mg/kg，分 3 次口服）、大环内酯类（如阿奇霉素冲剂每次 10mg/kg，每天 1 次口服）等。

4. 对症处理：一般不用镇咳或镇静剂。①刺激性咳嗽可用止咳化痰药，如氨溴特罗口服液（易坦静）。②痰液黏稠时可予氨溴索口服，或乙酰半胱氨酸雾化化痰。③喘憋明显时可给予支气管扩张剂雾化吸入，年龄 <12 岁：每次布地奈德混悬液 1mg+ 吸入用异丙托溴铵（爱全乐）250μg + 硫酸特布他林雾化液（博利康尼）2.5mg/ 吸入用硫酸沙丁胺醇溶液（万托林）2.5mg；年龄 >12 岁：布地奈德混悬液 1mg+ 爱全乐 500μg+ 博利康尼 5mg/ 万托林 2.5~5.0mg。

5. 对于喘憋、发绀者建议收住院治疗。

第四节　支气管哮喘

支气管哮喘是一种以嗜酸性粒细胞、肥大细胞等参与的气道变应原性慢性炎症性疾病，可导致易感个体气道高反应性，当接触物理、化学、生物等刺激因素时，发生广泛多变的可逆性气流受限。

【主要临床表现】典型症状为反复发作的咳嗽、喘息、胸闷、气促及呼吸困难等症状，常在夜间和/或清晨发作或加重，肺部听诊可闻及哮鸣音，呼气相延长，合并感染时可同时闻及湿啰音。

【需鉴别的疾病】①气管、支气管异物等；②支气管扩张、间质性肺疾病等；③气道狭窄、软化等气道畸形，血管环等心血管畸形等。

【处理要点】

1. 辅助检查：肺功能、胸部 X 线、血常规、CRP、IgE、过敏原检测，必要时做 PPD、肺部 CT、心超及气管镜等检查。

2. 治疗原则：①发作期：快速缓解症状、抗炎、平喘；②缓解期：长期控制症状、抗炎，降低气道高反应性，避免触发因素。

3. 阶梯治疗方案：根据病情轻重程度，参照全球哮喘防治倡议（Global Initiative for Asthma，GINA）方案，分级治疗，每 1~3 个月评估 1 次。若哮喘完全控制 3~6 个月以上时，可考虑降级治疗；若未能控制，排除用药技术、依从性、触发因素及心理因素等后，需升级治疗。

4. 药物治疗：①急性发作期（对于轻中度急性哮喘发作，首选吸入治疗）：糖皮质激素（如布地奈德）+β_2 受体激动剂（万托林/博利康尼），可联合吸入抗胆碱能药物（异丙托溴铵吸入溶液），用量同上一节，可每 20 分钟 1 次，连续 3 次；可同时辅以白三烯受体拮抗剂（如孟鲁司特钠）口服。病情严重时可糖皮质激素口服或静脉应用（建议住院治疗）。②慢性缓解期：<5 岁，雾化泵吸入治疗或应用有活瓣的面罩储雾罐，轻症者也可初始用孟鲁司特钠口服；>5 岁，可用吸入干粉剂：如布地奈德福莫特罗粉吸入剂（信必可都保）80μg/4.5μg，或沙美特罗替卡松粉吸入剂（舒利迭）50μg/100μg。每次 1~2 吸，每日 2 次。③特异性免疫治疗：如脱敏治疗、奥马珠单抗。④中医中药。

第五节　支气管肺炎

支气管肺炎系由不同病原体或其他因素所致的肺部炎症。以咳嗽、气促、呼吸困难及肺部固定湿啰音为共同临床表现。

一、细菌性肺炎

【主要临床表现】常见病原菌为肺炎链球菌、流感嗜血杆菌及金黄色葡萄球菌、大肠埃希菌等。多表现为发热、咳嗽、呻吟、发绀、面色苍白、呼吸困难等，全身中毒症状较重，可并发脓胸、肺大泡、脓毒血症、中耳炎等；肺部有湿啰音或实变体征，胸部 X 线表现多样，可为支气管肺炎、大叶性肺炎或肺段实变、脓气胸，常伴胸腔积液。

【需鉴别的疾病】①肺结核；②支气管异物伴感染；③结缔组织病的肺部表现等。

【处理要点】

1. 辅助检查：血常规、CRP、血气分析、痰培养、血培养、胸片或肺部 CT，必要时做 PPD 试验、胸水 B 超及气管镜等检查。

2. 一般处理：保持呼吸道通畅，多休息、饮水，常变换体位，加强营养等。

3. 控制感染：根据病原菌选择敏感药物，轻症可口服，常为头孢菌素类（如头孢克洛干混悬剂、头孢克肟颗粒等）、青霉素类（如阿莫西林克拉维酸钾颗粒）等。

4. 对症处理：①高热时可予退热药。②止咳化痰：口服止咳化痰药（如易坦静、氨溴索）或雾化化痰（如乙酰半胱氨酸）。

5. 有呼吸困难、口唇发绀、高热不退、全身中毒症状明显等表现的重症肺炎，建议住院治疗。

二、支原体肺炎

【主要临床表现】常见病原菌为肺炎支原体。多表现为发热、刺激性咳嗽（可表现百日咳样咳嗽）、胸闷、胸痛等。部分患儿有多系统受累，如心肌炎、血小板减少、脑膜炎、格林巴利综合征、肝炎、肾炎、各种皮疹等。早期肺部体征不明显，胸部 X 线改变分 4 种：以肺门阴影增重为主、支气管肺炎、间质性肺炎和均一肺实变。

【需鉴别的疾病】①肺结核；②百日咳；③支气管异物；④细菌性肺炎、病毒性肺炎；⑤心血管系统疾病。

【处理要点】

1. 辅助检查：血常规、CRP、肺炎支原体 DNA/RNA、肺炎支原体抗体、血沉、血气分析、血培养、肝肾功能、胸片或肺部 CT，必要时做 PPD 试验、胸水 B 超及气管镜等检查。

2. 一般处理：保持呼吸道通畅，多休息、饮水，常变换体位，加强营养等。

3. 控制感染：首选大环内酯类药物。阿奇霉素：每次 10mg/kg（最大量 0.5g），每天 1 次，轻症 3 天 1 个疗程；较重者连用 5~7 天，4 天后可重复第 2 个疗程。红霉素：每次 10~15mg/kg（最大量 0.5g），一天 2 次，疗程 10~14 天。合并细菌感染时可联合应用 β 内酰胺类药物，如头孢菌素类、青霉素类。

4. 对症处理：①高热时可予退热药。②咳嗽明显时：止咳化痰药物口服（如易坦静、艾舒、息柯宁等），支气管解痉剂（布地奈德＋异丙托溴铵雾化吸入）应用。

5. 对于重症或有合并症者，建议收住院治疗。

三、毛细支气管炎

【主要临床表现】常见病原菌为病毒，1/2 以上系呼吸道合胞病毒，其他为副流感病毒、腺病毒、流感病毒、肠道病毒、肺炎支原体等。见于 2 岁以下婴幼儿，多表现为流涕、咳嗽，阵发性喘息、气促，重者很快发展成呼吸困难，可伴或不伴发热，高热少见。表现为呼吸浅快、鼻扇明显、有三凹征，重症者面色苍白或发绀。可有呼气相哮鸣音，喘憋发作时往往听不到湿啰音，喘憋稍缓解可有弥漫性细中湿啰音。重症毛细支气管炎的表现为持续的呼吸做功增加：鼻翼扇动，三凹征，低氧血症或急性呼吸衰竭。

【需鉴别的疾病】①百日咳、肺结核；②支气管哮喘；③支气管异物；④先天性气管、支气管、肺发育畸形；⑤心血管系统疾病，如充血性心力衰竭、心内膜弹力纤维增生症等。

【处理要点】

1. 辅助检查:血常规、CRP、血气分析、呼吸道病毒检测、胸片,必要时予 PPD、心超、气管镜等检查。

2. 一般处理:保持呼吸道通畅,多休息,补充足够液体,加强营养等。

3. 药物:①抗病毒:干扰素早期应用可能有一定的疗效。②抗生素:不常规使用,合并细菌感染或胸片提示大片状阴影时,可考虑应用。③糖皮质激素:不常规应用,若喘息严重可予应用。

4. 小婴儿和呼吸困难、病情严重者需要收住院进行支持治疗和监测。

5. 毛细支气管炎的预防包括避免与呼吸道感染者接触,对于支气管肺发育不良婴儿,有条件者可予以帕利珠单抗免疫以降低住院风险。

四、腺病毒肺炎

【主要临床表现】为腺病毒感染所致,多表现为高热、咳嗽剧烈、喘息、萎靡嗜睡、面色苍白、呼吸困难、发绀等。肺部体征出现较晚,在发热 4~5 天后开始出现湿啰音。X 线特点:轻症可仅表现为肺纹理多或局灶性模糊片状影;重症者则呈多灶性融合病灶,大叶实质性浸润甚至出现"白肺",部分可有坏死空洞、肺气肿、气胸、皮下气肿及胸腔积液。

【需鉴别的疾病】①大叶性肺炎、肺结核;②支气管哮喘;③支气管异物件感染;④急性心力衰竭、中毒性脑病等。

【处理要点】

1. 辅助检查:血常规、CRP、血气分析、血沉、腺病毒 DNA、腺病毒抗原测定、痰培养、胸片或肺部 CT,必要时做 PPD 试验、心超等检查。

2. 一般处理:保持呼吸道通畅,多休息、饮水,常变换体位,加强营养等。

3. 紧急处理:①高热时可予对乙酰氨基酚混悬滴剂(泰诺林)或布洛芬混悬液口服。②有低氧血症、呼吸困难、口唇发绀者,立即予以吸氧。

4. 腺病毒肺炎一般较重,建议收住院治疗。

第六节　气管和支气管异物

气管、支气管异物是指异物进入、停留或嵌顿在气管或支气管内的状态。多发生于 5 岁以下的儿童。

【主要临床表现】多有明确的异物吸入史，阵发性咳嗽、喘憋，不同程度的呼吸困难，时间较长合并感染时常伴发热，听诊一侧或双侧呼吸音减低。X 线表现为患侧阻塞性肺气肿、肺不张，纵隔移位和肺炎表现。

【需鉴别的疾病】①肺炎、肺结核、支气管哮喘等呼吸道疾病；②胃食管反流、气管食管瘘等胃肠道疾病；③先天性心脏病、血管畸形等心血管疾病。

【处理要点】

1. 辅助检查：血常规、CRP、血气分析、胸片或肺部 CT、支气管镜。

2. 对症处理：①吸氧：保持呼吸道通畅，对有低氧血症、呼吸困难、口唇发绀者立即予以吸氧。②镇静：哭闹明显、烦躁不安时予镇静，10% 水合氯醛口服 / 灌肠 0.5~1.0mL/kg（最大量 1 次不超过 10mL）。

3. 异物取出术：联系专科，尽早在麻醉下经气管镜取出异物；对气管镜、支气管镜不能取出的异物可考虑开胸手术。

4. 抗感染治疗：异物存在时间较长，如出现发热、咳痰、白细胞增多时，需考虑合并感染，可适当应用抗生素。

5. 预防：注意清除异物吸入窒息的危险因素，加强看护者持续监督来预防异物吸入。

第七节　胸腔积液

胸腔积液是指人体胸膜腔的两层胸膜之间贮积了超过正常含量的液体或不属于正常润滑性浆液的液体。按液体的性质分为漏出液和渗出液两大类（见表2-7-1）。

表 2-7-1　胸腔漏出液和渗出液的区别

项目	漏出液	渗出液
病因	非炎症所致	炎症、创伤、肿瘤
外观	淡黄色、透明、浆液性	深黄浑浊、血性、脓性、乳糜性
比重	<1.018	>1.018
凝固性	多不能自凝	易凝固
细胞数	<100×10^6/L	>500×10^6/L
蛋白定量	<25g/L	>30g/L
糖定量	接近血糖	多低于或接近血糖

【主要临床表现】

胸腔积液量少时，可无临床异常症状，或有咳嗽、胸痛乃至患者胸部呼吸运动受限，听诊可闻及胸膜摩擦音。中等至大量胸腔积液时，可出现气促、胸闷、心率加快、呼吸困难，甚至出现端坐呼吸伴发绀，患侧胸廓饱满，肋间隙增宽，气管、纵隔向健侧移位。患侧叩诊呈浊音，听诊呼吸音减弱或消失。

【需鉴别的疾病】①肺炎、肺结核、肺部肿瘤；②胸膜增厚、气胸；③急性心力衰竭等。

【处理要点】

1. 辅助检查：胸片或胸部CT，胸部超声，胸腔积液的检测，血常规、CRP、血气分析、血培养等，必要时胸膜活检。

2. 紧急处理：给高热者退热，给缺氧者吸氧支持。

3. 诊断明确即收住院治疗。

第八节 气 胸

由于胸腔的壁层胸膜或脏层胸膜破裂，空气进入胸膜腔，形成胸膜腔积气，即称为气胸。

【主要临床表现】典型表现为突然发病，患侧剧烈胸痛、气急，继之出现呼吸困难、刺激性干咳；少数发病缓慢，无明显症状。张力性气胸患儿呼吸困难显著、发绀，烦躁不安，严重者出现休克、昏迷。气胸在30%以上时，患儿胸廓饱满，肋间隙增宽，呼吸运动减弱，听诊患侧呼吸音减弱或消失。大量气胸还可使心脏及气管向健侧移位。胸部X线是诊断气胸最常用的检查方法。

【需鉴别的疾病】①支气管哮喘；②肺栓塞、肺大泡；③暴发性心肌炎、急性心肌梗死等。

【处理要点】

1. 辅助检查：胸片或胸部CT，血常规、CRP、血气分析，必要时做心肌酶谱、心脏彩超等检查。

2. 对于气胸均建议收住院治疗，临床稳定的少量气胸不需要穿刺抽吸或闭式引流，推荐密切观察，辅助吸氧促进胸膜外气体吸收，卧床休息，少讲话，尽量避免哭吵及减少肺活动。对于大量气胸伴有呼吸困难、低氧血症等，建议穿刺或引流排出胸膜腔气体。对于反复气胸的，可能还需手术干预，进行专科处理。

参考文献

1. 刘会青.布地奈德吸入在小儿急性感染性喉炎中的应用观察.中国实用医药，2012,7(2):158-159.

2. 《中华儿科杂志》编辑委员会，中华医学会儿科学分会呼吸学组，中国医师协会儿科医师分会儿童呼吸专业委员会.儿童支气管哮喘规范化诊治建议（2020年版）.中华儿科杂志，2020,58(9):708-717.

3. 中华医学会儿科学分会呼吸学组，《中华实用儿科临床杂志》编辑委员会.儿童肺炎支原体肺炎诊治专家共识（2015年版）.中华实用儿科临床杂志，2015,30(17):1304-1308.

4. 《中华儿科杂志》编辑委员会，中华医学会儿科学分会呼吸学组.毛细支气管炎诊断、治疗与预防专家共识（2014年版）.中华儿科杂志，2015,53(3):168-171.

5. 方峰.儿童腺病毒肺炎的病原诊断与抗病毒治疗.中华实用儿科临床杂志，2020,35(22):1681-1684.

6. 安淑华.儿童腺病毒肺炎临床研究进展.国际流行病学传染病学杂志，2020(1):7-11.

7. 罗丽，刘洪.儿童腺病毒感染及呼吸系统相关性疾病.中华实用儿科临床杂志，2020,35(22):1747-1750.

8. 中华医学会儿科学分会.儿科呼吸系统疾病诊疗规范.北京：人民卫生出版社，2016.

9. 胡亚美，江载芳，申昆玲，等.诸福棠实用儿科学.8版.北京：人民卫生出版社，2015.

10. 尚云晓，薛辛东.儿科急重症与疑难病例诊治评述.2版.北京：人民卫生出版社，2013.

张 靖

第三章 消化系统疾病

第一节 口腔炎

口腔炎是指口腔黏膜由于病毒、细菌或真菌等病原体感染引起的炎症，容易合并口腔溃疡。若炎症局限于舌、牙龈或口角，也称舌炎、牙龈炎及口角炎。

【主要临床表现】好发于婴幼儿，表现为口腔黏膜、唇内侧、上腭等处糜烂或溃疡，病初可伴发热，可因溃疡疼痛而出现哭闹、烦躁、拒食和流涎。

【需鉴别的疾病】①疱疹性咽峡炎；②手足口病。

【处理要点】

1. 辅助检查：血常规，CRP，必要时查微量元素。

2. 一般治疗：避免辛辣刺激食物，进食后饮水或漱口以保持口腔清洁。

3. 鹅口疮：局部涂抹 10 万~20 万 U/mL 制霉菌素溶液，每日 3~4 次，口服益生菌调节肠道菌群。

4. 溃疡性口腔炎：局部喷开喉剑或康复新液。

第二节　胃食管反流

胃食管反流是由于食管下段括约肌功能障碍、食管清除能力及黏膜抵抗能力下降、胃排空功能下降等原因，胃内容物反流入食管甚至口咽部。分为生理性和病理性反流两类。

【主要临床表现】新生儿和6个月内的婴幼儿以呕吐为主要表现，多于进食后发生，重者可有烦躁、拒食和喂养困难。年长儿表现为反胃、反酸、胸骨下端灼烧感、咽下困难、反复发作的慢性呼吸道感染、生长发育迟缓，严重者可呕血和便血。

【需鉴别的疾病】①新生儿及婴幼儿与肠旋转不良、胃扭转、先天性肥厚门幽门狭窄鉴别；②年长儿与胃炎、厌食症、贲门失迟缓症鉴别。

【处理要点】

1. 辅助检查：食管动态 pH 监测、食管钡餐造影、食管测压、食管内镜检查。

2. 一般治疗：床头抬高 15°~30°，婴儿处仰卧位，儿童处左侧卧位。增加食物的稠厚度，以高蛋白低脂饮食为主，少量多餐，睡前 2 小时不予进食。避免食用咖啡、酒类、高脂、辛辣等降低食管下段括约肌张力的食物和药物。

3. 药物治疗。

①抑酸剂：奥美拉唑 0.6~1.0mg/kg，晨起顿服。疗程 8~12 周。

②促动力剂：多潘立酮每次 0.2~0.3mg/kg，每日 3 次，餐前 15~30 分钟服用。疗程 4 周。

③黏膜保护剂：硫糖铝每日 40~80mg/kg，分 3 次口服；麦滋林每次 670mg，每日 3 次，餐前 15~30 分钟直接口服。疗程 4~8 周。

4. 有消化道出血、营养不良、生长发育迟缓等严重并发症者收住院治疗。

第三节 厌 食

厌食是指较长时间的食欲减退或食量减少,严重者可造成营养不良,影响生长发育。

【主要临床表现】胃肠器质性疾病导致厌食者可表现为消化不良、腹痛、腹胀、呕吐、腹泻,甚至呕血、便血;无器质性病者与不良饮食习惯及生物 – 心理 – 社会模式有关。

【需鉴别的疾病】①肠绞痛;②先天性遗传代谢病;③营养性缺铁性贫血。

【处理要点】

1. 辅助检查:血常规,肝肾功能电解质、微量元素等。

2. 一般治疗:对婴儿合理喂养,对儿童培养良好的饮食习惯。停用有胃肠反应或可能引起厌食的药物。如对于全身疾病引起的厌食,在积极治疗原发病后,食欲自然会改善。

3. 纠正微量元素缺乏:如有锌缺乏的口服葡萄糖酸锌,每日1.0~1.5mg/kg,分 2 次口服。如有营养性缺铁性贫血的口服蛋白琥珀酸铁,每日 1.5mL/kg,分 2 次口服。

4. 促动力剂:多潘立酮。

第四节 便 秘

便秘是指粪便干结，排便间隔时间久，或虽有便意却解不出大便。

【主要临床表现】粪便干结，每周排便 ≤ 2 次，有时干结的粪便擦伤直肠黏膜或肛门从而引起粪便表面带鲜血及排便时肛门疼痛；慢性便秘可导致食欲不振、易激惹。

【需鉴别的疾病】①先天性巨结肠；②甲状腺功能减退；③肠梗阻。

【处理要点】

1. 辅助检查：粪便常规、腹部立位片、甲状腺功能。

2. 一般治疗：调整饮食习惯，多进食富含水分和膳食纤维的食物，养成定点、限时、规律的排便习惯。

3. 药物治疗。

①对于腹胀或便意明显者可用开塞露塞肛解除粪便嵌顿，婴儿每次5mL，儿童每次 10mL。严重者可予以生理盐水灌肠。

②乳果糖晨起顿服，婴幼儿每日 5mL，3~6 岁儿童每日 10mL，7~14 岁儿童每日 15mL，数日后根据疗效调整剂量，肠梗阻及糖尿病患儿慎用。

③微生态制剂可作为辅助用药，但疗效不确定。

第五节 慢性腹痛

慢性腹痛指持续时间较长的反复腹部疼痛，主要涉及慢性胃炎、消化性溃疡、肠痉挛。

一、慢性胃炎

慢性胃炎是指由于有害因子长期、反复作用引起的胃黏膜慢性损伤，以浅表性胃炎为最常见，幽门螺杆菌（Helicobacter Pylori, HP）感染是主要原因。

【主要临床表现】轻者可无症状或表现为反复发作、无规律的腹部隐痛，多位于上腹部、脐周或部位不固定；重者有腹部绞痛、恶心、呕吐、腹胀、呕血、黑便，并影响营养状况和生长发育。

【需鉴别的疾病】①肠道寄生虫病；②肠痉挛；③腹型癫痫；④炎症性肠病。

【处理要点】

1. 辅助检查：粪便常规＋潜血试验、碳–13呼气试验、胃镜检查、胃黏膜组织病理、X线钡餐造影。

2. 饮食治疗：养成良好的饮食习惯和生活规律，避免生冷及刺激性食物，少量多餐。

3. 药物治疗：

①抑酸剂：奥美拉唑。

②促动力剂：有餐后腹胀、饱胀感、恶心、呕吐者可用多潘立酮。

③黏膜保护剂：硫糖铝、麦滋林。

④抗HP治疗：HP相关性胃炎予HP根除治疗。首选方案：奥美拉唑＋阿莫西林＋克拉霉素，疗程14天。奥美拉唑 0.6~1.0mg/(kg·d)，晨起顿服；阿莫西林 50mg/(kg·d)，分2次口服（最大量1g，2次/天）；克拉霉素 15mg/(kg·d)，分2次口服（最大量0.5g，2次/天）。停药4周后复查碳–13呼气试验。

二、消化性溃疡

消化性溃疡是指应激、有损胃黏膜的药物及 HP 感染等原因导致的胃和十二指肠溃疡，按病因可分为原发性和继发性溃疡。

【主要临床表现】以新生儿和婴幼儿继发性溃疡多见，有窒息、呼吸窘迫等应激史，年长儿表现为反酸、嗳气、呕吐、反复腹痛、消化道出血和穿孔。

【需鉴别的疾病】①肠痉挛；②胃底和食管静脉曲张；③过敏性紫癜腹型。

【处理要点】

1. 辅助检查：粪潜血试验、碳-13 呼气试验、上消化道钡剂造影、胃镜检查。

2. 一般治疗：养成定时定量的良好饮食习惯，避免劳累和精神紧张，尽量少用或不用对胃黏膜有刺激的药物。

3. 药物治疗：

①抑酸剂：奥美拉唑。

②黏膜保护剂：硫糖铝、L-谷氨酰胺呱仑酸钠。

③抗 HP 治疗：详见慢性胃炎章节。

4. 严重者应收住入院治疗。

三、肠痉挛

肠痉挛是指喂养不当、食物过敏以及神经系统发育不完善等原因导致局部肠道痉挛和急性排气障碍，从而引发反复腹痛。

【主要临床表现】多发生于 5 月龄以下的婴儿，无明显诱因下出现阵发性剧烈哭吵，难以安抚，伴面色涨红、腹部紧张、下肢蜷曲，持续 5 分钟左右，由于乏力入睡，但不久再次发作，如此反复可持续 3 小时或更长时间。

【需鉴别的疾病】①肠套叠；②肠扭转；③肠系膜淋巴结炎。

【处理要点】

1. 辅助检查：血常规，CRP，腹部 B 超等。

2. 一般治疗：帮助父母认识婴儿肠绞痛和肠痉挛的症状，告知肠痉挛在婴儿中常见，通常在 3~4 月龄自愈。提供安抚技巧：包括安抚奶嘴、抚触、抱着或放置在前置式婴儿背带中、播放如流水声音等白噪音。

3. 饮食改变：对于用配方奶喂养的孩子可试用水解配方奶喂养，效果一般在 48 小时内出现。对于母乳喂养的孩子，母亲应减少奶制品的摄入或选择低敏膳食。

4. 西甲硅油：可缓解肠胀气，每次 1mL，每日 3 次餐前口服。对于小婴儿肠痉挛，目前还没有获得证据支持西甲硅油的疗效。

第六节 腹泻病

腹泻病是指多种病因引起的以大便次数增多和性状改变为特点的一组疾病,可伴发热、呕吐、腹痛等症状,程度重者可伴脱水、电解质和酸碱平衡紊乱。

一、轮状病毒肠炎

【主要临床表现】6 月龄 ~2 岁为好发年龄,四季均可发病,每年 10 月 ~ 次年 2 月为流行季节,潜伏期 2~3 天,急性起病,以呕吐、腹泻为主要表现,大便呈蛋花汤样或稀水样,次数可多达每日 10 余次,常并发脱水和酸中毒;病初可有发热、流涕及咳嗽等上呼吸道表现,自然病程 3~8 天。

【需鉴别的疾病】①细菌性肠炎;②过敏性肠炎;③生理性腹泻。

【处理要点】

1. 辅助检查:粪便常规、粪便轮状病毒抗原、血气分析 + 乳酸、电解质。

2. 一般治疗:清淡饮食,充分喂养,呕吐剧烈者暂禁食 4~6 小时,病程长合并乳糖不耐受者可改用无乳糖奶粉。

3. 维持水电解质和酸碱平衡:①纠正脱水:口服补液盐Ⅲ可防治轻中度脱水,1 包 5.125g 兑 250mL 水,用量(mL)= 体重(kg)×(50~75),4 小时内服完。中重度脱水需静脉补液治疗的参见第一章第十八节。②纠正代谢性酸中毒:先半量纠酸,5% 碳酸氢钠毫升数 =(– 实际碱剩余)× 体重(kg)×0.25,加注射用水稀释成 1.4% 碳酸氢钠。③纠正低钾血症:每日补充 200~300 mg/kg 氯化钾,静滴浓度不得超过 0.3%。

4. 其他治疗:①补锌治疗:6 月龄以下每日补充元素锌 10mg,6 月龄以上每日补充元素锌 20mg,共 10~14 天。②微生态制剂:双歧杆菌三联活菌 0~1 岁每次半包(0.5g),1~5 岁每次 1 包,每日 3 次口服。枯草杆菌二联活菌 0~1 岁每次半包(0.5g),1 岁以上每次 1 包,每日 2 次口服。③肠黏膜保护剂:蒙脱石散,0~1 岁每次 1/3 包(1g),1~3 岁每次 1/2 包,3 岁以上每次 1 包,每日 3 次,餐前 15~30 分钟服用。④抗分泌治疗:消旋卡多曲,0~9 月龄每次 10mg,9~30 月龄每次 20mg,30 月龄以上每次 30mg,每日 3 次口服。

二、细菌性肠炎

【主要临床表现】多发生在夏季，急性起病，侵袭性大肠杆菌感染者解黏液、脓血便，常伴呕吐、高热、里急后重，严重者可出现感染中毒性休克；产毒性大肠杆菌则引起稀水便，可含黏液，常伴脱水、电解质和酸碱平衡紊乱，病程 5～10 天左右。

【需鉴别的疾病】①病毒性肠炎；②过敏性肠炎；③肠套叠。

【处理要点】

1. 辅助检查：粪便常规、粪便培养、血气分析＋乳酸、电解质、血常规、CRP。

2. 一般处理详见病毒性肠炎章节。

3. 抗感染治疗：首选第三代头孢菌素，如头孢克肟颗粒，每次 1.5 ～ 3.0mg/kg，一天 2 次，口服。

4. 严重者收住院治疗。

三、过敏性肠炎

【主要临床表现】多见于 6 个月内婴儿，因食物过敏（牛奶蛋白、鸡蛋白多见）引起消化道黏膜损伤，导致大便次数增多和大便性状改变，常伴呕吐、喂养困难、腹痛、腹胀、便血等消化道症状，部分患儿伴有哮喘、湿疹、荨麻疹等胃肠外症状，严重者可导致生长发育迟缓、贫血、低蛋白血症。

【需鉴别的疾病】①病毒性肠炎；②乳糖不耐受；③肠旋转不良。

【处理要点】

1. 辅助检查：粪便常规、食物激发试验、皮肤点刺试验、免疫球蛋白 E（Immunoglobulins E, IgE）。

2. 回避过敏性食物，牛奶蛋白过敏者哺乳母亲忌食牛奶及其制品，人工喂养者更换为深度水解奶粉或氨基酸奶粉。

3. 其他治疗：①微生态制剂：双歧杆菌三联活菌、枯草杆菌二联活菌，但目前对过敏性肠炎疗效仍不明确。②肠黏膜保护剂：腹泻者可口服蒙脱石散。

第七节　消化道出血

消化道出血是指由于消化道黏膜炎症、糜烂、溃疡等各种原因导致黏膜充血水肿、红细胞渗出或溃疡侵袭血管而引起出血，其中消化性溃疡约占 50%。

【主要临床表现】饮食不规律、应激创伤、服用刺激性或毒性药物可为诱发因素。呕血是急性上消化道出血的主要表现之一，可伴便血，一般为黑便，出血量多且排出快，可解暗红色或鲜红色血便；下消化道出血大便多为暗红色或鲜红色，如在肠道内停留较久也可解黑便。

【需鉴别的疾病】①鼻出血；②咯血；③直肠息肉；④痔疮；⑤肠套叠。

【处理要点】

1. 辅助检查：血常规、粪便常规＋隐血、凝血功能、胃肠镜、钡餐造影。

2. 一般处理：活动性出血者应绝对卧床休息，防止呕血引起窒息，严密监测生命体征。

3. 病因治疗。

4. 止血：奥美拉唑对消化性溃疡止血效果较好；生长抑素对食管、胃底静脉曲张破裂出血止血效果肯定，首剂 3.5μg/kg 缓慢静推，继以 3.5μg/(kg·h) 静脉微泵维持；严重者可用三腔二囊管压迫止血。

5. 严重者收住院治疗，对于出血量大者尽快输注浓缩红细胞补充血容量，严重活动性出血可输全血。出血病因不明，或经积极内科治疗仍出血不止，必要时应外科手术止血。

第八节　急性胰腺炎

急性胰腺炎是指由多种病因导致的、以胰酶激活引起胰腺组织自身消化为特征的胰腺急性炎症。

【主要临床表现】多见于 4 岁以上儿童，与暴饮暴食、感染、腹部外伤等病因有关。表现为急性持续性上腹痛、呕吐、发热、血清淀粉酶升高至正常上限 3 倍以上，影像学提示胰腺形态学改变。

【需鉴别的疾病】①胆结石；②肠道寄生虫；③急性腹膜炎。

【处理要点】

1. 辅助检查：血清淀粉酶、尿淀粉酶、胰腺 B 超或 CT。

2. 一般处理：禁食、胃肠减压、补液及维持水电解质平衡。

3. 质子泵抑制剂：奥美拉唑，通过抑制胃酸分泌而间接抑制胰酶分泌。

4. 抑制胰酶分泌：生长抑素。

5. 重症患者收住院治疗。

第九节　婴儿肝炎综合征

婴儿肝炎综合征是指一组从婴儿期（包括新生儿期）起病，具有肝细胞性黄疸、肝脏肿大及质地异常、肝功能损伤主要为血清谷丙转氨酶（Alanine Aminotransferase，ALT）升高的临床症候群。

【主要临床表现】往往因为生理性黄疸持续不退或退而复现就诊，可伴发其他先天畸形、生长发育迟缓，以及与本综合征有关的原发病表现。母孕期可有感染，或服药史，或有早产、胎膜早破、胎儿宫内发育迟缓等病史。体检有黄疸、肝脾大。

【需鉴别的疾病】①母乳性黄疸；②溶血性贫血；③先天性胆道闭锁；④遗传代谢性肝病。

【处理要点】

1. 辅助检查：血常规、肝功能、凝血功能、弓形虫（Toxoplasma，T）、其他病原微生物（Others，O）、风疹病毒（Rubella Virus，R）、巨细胞病毒（Cytomegalo Virus，C）、单纯疱疹病毒（Herpes Virus，H）、肝脾B超、遗传代谢疾病筛查或者基因检测等。

2. 一般治疗：加强营养，补充脂溶性维生素，查明病因后对因治疗。

3. 利胆退黄：熊去氧胆酸 10~30mg/(kg·d)，分 2~3 次口服；腺苷蛋氨酸 30~60mg/kg，每日 1 次静滴。

4. 保肝降酶：复方甘草酸苷 2mL/kg，每日 1 次静滴；还原型谷胱甘肽 6 岁以下 300mg，6 岁以上 600mg，每日 1 次静滴。

5. 严重者收住院治疗。

参考文献

1.《中华儿科杂志》编辑委员会,中华医学会儿科学分会消化学组.小儿胃食管反流病诊断治疗方案(试行).中华儿科杂志,2006,44(2):97.

2.中华医学会小儿外科分会肛肠外科学组.儿童功能性便秘诊断标准与治疗流程.中华小儿外科杂志,2011,32(8):629-630.

3.《中华儿科杂志》编辑委员会,中华医学会儿科学分会消化学组.儿童幽门螺杆菌感染诊治专家共识.中华儿科杂志,2015,53(7):496-498.

4.《中华儿科杂志》编辑委员会,中华医学会儿科学分会消化学组,中华医学会儿科学分会感染学组.儿童腹泻病诊断治疗原则的专家共识.中华儿科杂志,2009,47(8):634-636.

5.中华医学会儿科学分会消化学组.食物过敏相关消化道疾病诊断与管理专家共识.中华儿科杂志,2017,55(7):487-492.

孔元梅

第四章 心血管疾病

第一节 先天性心脏病

先天性心脏病常见于儿童，非紫绀型和紫绀型。非紫绀型先心（左向右分流）的常见类型为房间隔缺损（房缺）、室间隔缺损（室缺）和动脉导管未闭，紫绀型先心（右向左分流）的常见类型为法洛氏四联症。

【主要临床表现】①非紫绀型先心小型缺损可无症状；中型缺损易患呼吸道感染，偶有心力衰竭；大型缺损分流量大者，生后1~3个月即可发生充血性心力衰竭，易反复呼吸道感染、哭声嘶哑、喂养困难、多汗等，并有生长发育迟缓。②法洛氏四联症一般在出生后3个月左右出现紫绀，活动后有气促、易疲劳、蹲踞等，常有缺氧发作，表现为呼吸加快、加深，烦躁不安，紫绀加重，持续数分钟至数小时；严重者可神志不清、惊厥或偏瘫，甚至死亡，紫绀严重者常有鼻衄和咯血。

【需鉴别的疾病】①鉴别各种不同类型的先心，及时识别心力衰竭、心律失常等合并症；②各类心肌病。

【处理要点】

1. 辅助检查：血常规、胸片、心电图、心脏超声、心脏CT血管造影（CT angiography，CTA）、心导管等。

2. 非紫绀型先心：①小型无症状的房缺、室缺、动脉导管未闭，可密切随访，有自然关闭的可能。②治疗肺炎、心衰、细菌性心内膜炎等并发症（参见相关章节）。③反复呼吸道感染致生长发育迟缓或肺动脉高压等，可考虑介入封堵或外科手术修补。

3. 法洛氏四联症的治疗：①缺氧发作治疗：取胸膝卧位，鼻导管吸氧；上述措施无效，予以静脉注射碳酸氢钠纠正酸中毒或生理盐水10~20mL/kg扩容1次；吗啡0.05~0.1mg/kg静脉注射；以上治疗仍无效，可给予普萘洛尔0.1~0.2mg/kg加10%葡萄糖10mL静脉注射，或艾司洛尔每剂0.1mg/kg；单剂无效，可以50~75μg/(kg·min)维持；如β受体阻滞剂无效，则静脉给予去氧肾上腺素5~20μg/kg静脉注射，必要时以0.1μg/(kg·min)静脉维持：去氧肾上腺素可以增加心脏后负荷，促进右心室血液流入肺循环而非主动脉，减少右向左分流。情况好转时争取尽早外科手术，矫正畸形。

第二节　病毒性心肌炎

病毒性心肌炎是由各种病毒引起的心肌急性或慢性炎症。许多病毒如柯萨奇病毒 B 型、Echo 病毒、流感、腺病毒、肝炎、脊髓灰质炎病毒等均可引起。病毒可直接侵犯心肌，也可通过免疫机制或产生心肌毒素而造成心肌损害。

【主要临床表现】症状表现轻重悬殊，以轻型病例多见，往往无自觉症状，或有乏力、多汗、心悸、头晕、苍白。重型者起病急，可有心前区不适感或疼痛，伴恶心、呕吐、明显乏力，严重者可出现心源性休克（暴发性心肌炎）、心律失常和猝死。

【需鉴别的疾病】①婴儿期需与毛细支气管炎、支气管肺炎鉴别；②儿童期应与急性肾炎合并心力衰竭鉴别；③心肌炎所致的心源性休克应与感染性休克、低血容量休克等鉴别。

【处理要点】

1. 辅助检查：心肌酶谱、肌钙蛋白、呼吸道或肠道病毒抗体和 DNA、胸片、心电图、心脏超声、心脏磁共振等。

2. 一般治疗：充分休息，急性期应卧床休息以减轻心脏负荷，减少氧耗。患儿如有烦躁、胸前区疼痛，应及时镇痛镇静。

3. 临床疑似病毒性心肌炎患者需住院进一步诊治。

4. 抗心律失常治疗：需要咨询对儿童心律失常的治疗具有丰富经验的临床医生。

5. 抗生素和抗病毒药物治疗：防止继发细菌感染。抗病毒药物疗效尚未肯定，不常规使用抗病毒药物。

第三节　心律失常

心脏激动的起源、频率或传导时间发生变异会产生各种心律失常，常见的如期前收缩、室上性心动过速、心房颤动、房室传导阻滞、病态窦房结综合征和预激综合征等。

【主要临床表现】儿童常无明显症状，多于体检时发现。严重者也可有心前区不适、心悸、胸闷、胸部撞击感、腹痛、乏力苍白、多汗等。

【需鉴别的疾病】①通过心脏听诊或心电图检查可早期发现上述各种常见类型的心律失常。②婴幼儿肺炎、肠炎、颅内感染易合并心律失常，需注意鉴别。

【处理要点】

1. 辅助检查：心电图、心脏超声、电解质及24小时动态心电图等。

2. 原发病的治疗：如控制感染、停用有关药物、纠正酸中毒等。

3. 期前收缩：对于无心脏病基础又无其他症状的功能性早搏，可不予任何治疗；对频发而有症状者，可用抗心律失常药物治疗。

①室上性及室性期前收缩：普罗帕酮每次5~7mg/kg，每8h一次。用药期间监测QT间期，如延长超过原来的25%，提示有药物副作用，应减量或停药，可更换胺碘酮7.5~15mg/(kg·d)，每日2次。

②阵发性室上性心动过速：用压舌板刺激咽后壁，在面部湿毛巾冷敷等刺激；如前述方法无效，可用普罗帕酮1.0~1.5mg/kg加10%葡萄糖液10mL缓慢静脉注射，一旦终止即停；无效者15~20min后可重复注射。

③心房颤动（房颤）：短阵房颤、心室率不快且无明显症状，仅需卧床休息，适当给予镇静剂即可。室率快且发作持久者，则首选洋地黄制剂（预激综合征合并房颤除外），无效者可改用维拉帕米或胺碘酮，亦可电击复律。

④房室传导阻滞（Atrioventricular Block，AVB）：Ⅰ度和Ⅱ度Ⅰ型AVB无须特殊治疗，Ⅱ度Ⅱ型和Ⅲ度AVB以及病态窦房结综合征建议转专科医院治疗。

⑤预激综合征：单纯预激综合征无特殊治疗，并发室上性心动过速时建议专科进一步治疗。

第四节　心包炎

急性心包炎常为全身性疾病的一部分，新生儿常见于败血症，婴幼儿多见于肺炎、脓胸，学龄儿童多见于结核病、风湿病。

【主要临床表现】常有心前区刺痛，有压迫感，平卧加重，坐起减轻，可向后背放射，伴有发热、咳嗽、呼吸困难等。心包积液达一定量时可出现心脏压塞症状：颈静脉怒张、肝大、肝颈反流症阳性、下肢水肿、心率加快、脉压下降等。

【需鉴别的疾病】败血症、肺炎、脓胸、结核病、风湿病等均应考虑是否有发生心包炎的可能。

【处理要点】

1. 辅助检查：血常规、CRP、血沉、心肌酶谱、胸片、心电图、心脏超声等。

2. 一般治疗：卧床休息，吸氧，止痛（布洛芬，必要时用哌替定、吗啡）等。

3. 收住院治疗，进一步寻找病因。如出现突发胸痛、呼吸过速和呼吸困难的急性心包填塞症状，请心内科急会诊，行心包穿刺引流术。

4. 病因治疗：细菌感染者予敏感抗生素，当积液消失，炎性指标正常1~2周可以停药。结核性心包炎予抗结核治疗，风湿性心包炎予抗风湿治疗。病毒性心包炎可选用糖皮质激素和非甾体类抗炎剂（布洛芬、阿司匹林、吲哚美辛等），详细剂量见 2015 年欧洲心脏病学会（European Society of Cardiology，ESC）指南推荐。

5. 对积液黏稠引流困难或心包缩窄病儿，请心胸外科会诊手术处理，根据情况予以心包切开、心包开窗、心包切除术等。

6. 支持疗法：白蛋白、血浆、丙种球蛋白静脉注射，多次少量输血等。

第五节　高血压

儿童高血压以继发性高血压为主，肾性高血压最为常见，约占75%~80%。其他如嗜铬细胞瘤、先天性肾上腺皮质增生症、原发性醛固酮增多症、主动脉缩窄、肾动脉狭窄、大动脉炎等亦可出现不同程度的高血压。

【主要临床表现】常无明显症状，多于体检时发现血压超过同性别同年龄儿童第 95 百分位（95th Percentile，P95）。高血压显著时可有头痛、头晕、鼻出血、食欲下降、视力减退等，严重者可出现呕吐、惊厥、偏瘫、失语及昏迷等高血压脑病表现。

【需鉴别的疾病】①原发性高血压与继发性高血压的鉴别；②病因的甄别；③识别高血压危象和高血压脑病。

【处理要点】

1. 辅助检查：血常规、尿常规、肝肾功能、电解质、胸片、心电图、心脏超声、肾脏超声、腹部 CT 等。

2. 非药物治疗：作息规律、消除紧张因素、低盐饮食、适当体育锻炼。

3. 高血压危象的急诊处理。

①降压药。硝普钠：初始剂量 1μg/(kg·min)，静滴，每隔 5 分钟增量 0.1 ~ 0.2μg/(kg·min)，维持在 3 ~ 5μg/(kg·min)，不超过 8μg/(kg·min)。拉贝洛尔：剂量开始按 0.25mg/kg，缓慢静脉注射，如无效，可于 10 分钟后重复使用 2 ~ 3 次，最后剂量可增至 1mg/kg，但总剂量应 ≤ 4mg/kg。

②脱水剂。如甘露醇、山梨醇、呋塞米等。

③止惊镇静剂。可给苯巴比妥钠、水合氯醛等。

4. 常用口服药。

①利尿剂。氢氯噻嗪 1~2 mg/(kg·d)，分 2~3 次口服（注意血脂、尿酸）或呋塞米每次 1~2mg/kg，每日 2 ~ 3 次口服。

②长效血管紧张素转化酶抑制剂。卡托普利：6 月龄以下的婴儿 0.1~0.3mg/kg，24~48 小时后增至 0.3mg/kg；6 月龄及以上的婴儿 0.3~0.5 mg/kg，最大 4mg/kg；每日分 3 次。

③钙拮抗剂：目前被批准用于儿童的仅有氨氯地平（年龄 ≥ 6 岁），每

日口服 1 次，2.5 ~ 5.0mg。或者 0.05~0.1mg/kg 均分至 1~2 次（起始剂量），可以增至 0.6mg/(kg·d)。

参考文献

1. 胡亚美,江载芳,申昆玲,等.诸福棠实用儿科学.8版.北京:人民卫生出版社,2015.

2. 中国医师协会儿科医师先天性心脏病专家委员会.儿童常见先天性心脏病介入治疗专家共识(指南).中华儿科杂志,2015,53(1):17-24.

3. 中华医学会儿科学分会心血管组.儿童心肌炎诊断建议(2018年版).中华儿科杂志,2019,57(2):87-89.

4. 杨晓东.儿童心律失常的临床诊断和治疗.中华临床医师杂志,2012,6(2):7961-7964.

5. 陈鲁元.2015年《ESC心包疾病诊断和管理指南》中心包炎诊断和管理新推荐.中国循环杂志,2015,30:48-49.

6. ADLER Y, CHARRON P, IMAZIO M, et al. 2015 ESC Guidelines for the diagnosis and management of pericardial diseases: The Task Force for the Diagnosis and Management of Pericardial Diseases of the European Society of Cardiology (ESC)Endorsed by: The European Association for Cardio-Thoracic Surgery (EACTS). Eur Heart J, 2015,36(42):2921-2964.

7. 石琳,张静,姚玮.儿童高血压的诊断和治疗(专家讲座).北京医学,2019,41(11):976-979.

马江林

第五章　泌尿系统疾病

第一节　急性肾小球肾炎

急性肾小球肾炎（简称急性肾炎），是以血尿伴蛋白尿、高血压、水肿及肾小球滤过率减低为特点的肾小球疾病。小儿以急性链球菌感染后肾炎常见，多与 A 组 β 溶血性链球菌致肾炎菌株感染有关。

【主要临床表现】本病多见于儿童和青少年，90% 的患儿发病前 1~3 周有呼吸道或皮肤的链球菌感染史。主要表现为肉眼血尿或显微镜下血尿，水肿一般仅累及眼睑及颜面部，重者出现全身水肿，呈非凹陷性。发病初期可出现不同程度的高血压，随尿量增多、水肿消退，血压渐恢复正常。少数患儿在疾病早期出现循环充血、高血压脑病、急性肾损伤等重症急性肾炎表现。实验室检查包括尿液分析异常（异形红细胞、不同程度的蛋白尿，或伴有红细胞管型），链球菌血清学检测阳性以及低补体血症。

【需鉴别的疾病】①急性非链球菌感染后肾炎；②慢性肾炎急性发作；③狼疮性肾炎、过敏性紫癜性肾炎、血管炎等继发性肾小球疾病；④原发肾病综合征；⑤急性肾小管间质性肾炎、溶血尿毒综合征、急性肾盂肾炎等非肾小球疾病。

【处理要点】

1. 辅助检查：血常规、尿常规、血生化、补体、抗链球菌溶血素 "O"、抗核抗体等。

2. 一般处理：急性期卧床休息 2~3 周，直到肉眼血尿消失、水肿消退、血压正常。血沉正常可上学，尿检完全正常方可进行重体力活动。对于重度水肿伴少尿者，限制液体入量（每日摄水量 = 不显性失水 + 尿量），低盐［钠摄入 <60mg/(kg·d)］饮食。

3. 清除感染灶：青霉素钠，5 万 ~20 万 U/(kg·d)，分 2~4 次，疗程 7~10 天。

4. 水肿及高血压明显或重症急性肾炎建议收住院利尿、降压等对症治疗。

第二节　慢性肾小球肾炎

慢性肾小球肾炎是指病程超过1年，伴有不同程度的肾功能不全和/或持续性高血压的肾小球肾炎。

【主要临床表现】可急性起病，表现为水肿、血尿、高血压、少尿等，随着病情迁延不愈或反复发作，进展为慢性肾炎；部分患儿起病隐匿；部分患儿诊治延误，初次就诊表现为贫血、厌食、乏力、生长迟缓等肾功能不全症状。病理可分为多种类型，如膜增殖性肾炎、局灶节段性肾小球硬化、膜性肾病、硬化性肾小球肾炎、系膜增生性肾炎。

【需鉴别的疾病】①急性肾小球肾炎；②先天性肾发育不全或畸形；③慢性肾盂肾炎。

【处理要点】

1. 辅助检查：血常规、尿常规、血生化、补体、肾活检。

2. 一般处理：低盐、低磷、优质蛋白饮食。定期体检，监测肾功能，预防感染，避免使用肾毒性药物。

3. 病因治疗：根据不同病情和肾活检病理类型可给予糖皮质激素、免疫抑制剂等治疗。

4. 对症治疗：降压、利尿对症处理。血管紧张素转化酶抑制剂（Angiotensin Converting Enzyme Inhibitors，ACEI）或血管紧张素受体拮抗剂（Angiotensin Receptor Blocker，ARB）有助于保护肾功能，延缓疾病进展，但严重肾功能损害者慎用。

第三节　IgA 肾病

IgA 肾病是最常见的原发性肾小球疾病，以肾小球系膜区 IgA 沉积为免疫病理特征，需排除其他继发原因所致的 IgA 沉积的原发性肾小球疾病。

【主要临床表现】本病平均发病年龄为 10 岁左右，起病前多有上呼吸道感染等病史，临床表现多样，可分为以下 7 种类型：①孤立性血尿型；②孤立性蛋白尿型（24 小时尿蛋白定量 <50mg/kg）；③血尿和蛋白尿型；④急性肾炎型；⑤肾病综合征型（24 小时尿蛋白定量 >50mg/kg）；⑥急进性肾炎型；⑦慢性肾炎型。肾活检是确诊 IgA 肾病的必备条件，共同特点为免疫荧光可见系膜区和 / 或肾小球毛细血管袢有 IgA 以或 IgA 为主的免疫复合物沉积。该病多呈慢性进展，约 1/3 患儿 20~25 年后出现终末期肾脏病，需肾替代治疗。

【需鉴别的疾病】①继发性 IgA 肾病：紫癜性肾炎、系统性红斑狼疮、慢性乙型肝炎、类风湿性关节炎等；②良性家族性血尿；③左肾静脉压迫综合征；④特发性高钙尿症；⑤ Alport 综合征。

【处理要点】

1. 辅助检查：血常规、尿常规、尿蛋白定量、血生化、免疫球蛋白、肾活检。

2. 一般处理：避免感冒、劳累和使用肾毒性药物。对于反复发作扁桃体炎者，可行扁桃体切除术。

3. 治疗原则：多采用分型治疗、多药联合、低毒性、长疗程的治疗原则。

4. 因 IgA 肾病治疗较为复杂，涉及较长期的糖皮质激素和免疫抑制剂或免疫调节剂的使用，建议转肾脏科进行治疗。

第四节　无症状性血尿和蛋白尿

一、无症状性血尿

无症状性血尿表现为尿中红细胞数量超过正常，但无水肿、高血压、肾功能减退、蛋白尿等表现。

【主要临床表现】除了血尿，一般无其他临床表现，临床上重要的是鉴别真性血尿和假性血尿。假性血尿：①非泌尿道出血：阴道或下消化道出血混入；②红色尿：卟啉等代谢产物，利福平、酚红、甲硝唑等药物，食物、蔬菜的色素，新生儿期的尿酸盐，血红蛋白或肌红蛋白尿等所致红色尿。真性血尿需甄别病因。

【需鉴别的疾病】① Alport 综合征；②左肾静脉压迫综合征；③ IgA 肾病；④薄基底膜肾病等。

【处理要点】

1. 辅助检查：血常规、尿常规、尿红细胞形态、尿钙测定、尿培养、泌尿系 B 超、肾活检。

2. 一般处理：适当休息，避免感染，积极评估血尿原因，针对不同病因给予相应治疗。

二、无症状蛋白尿

无症状性蛋白尿者除了尿液中蛋白含量超过正常范围，无其他临床表现。

【主要临床表现】患儿多于直立体位及卧位时出现蛋白尿，但直立时蛋白尿加重，无水肿、少尿、尿频、尿急、尿痛、高血压等，既往无肾脏病史，肾功能及影像学检查多正常。

【需鉴别的疾病】①暂时性蛋白尿；②体位性蛋白尿；③原发性或继发性肾小球疾病；④原发性肾小管间质性疾病。

【处理要点】

1. 辅助检查：尿常规、尿蛋白定量、血生化、肾脏 B 超。

2. 积极评估蛋白尿原因，尿蛋白排泄超过 $100mg/(m^2 \cdot d)$ 或 $4mg/(m^2 \cdot h)$ 被认为异常，大量蛋白尿的定义为尿蛋白排泄超过 $1000mg/(m^2 \cdot d)$

或 40mg /($m^2 \cdot h$)。注意区分一过性、直立性、持续性蛋白尿。对于持续性蛋白尿，一般需要收住院做诊断性检查。对于一过性或直立性蛋白尿者需要做好门诊随访。

第五节　原发性肾病综合征

原发性肾病综合征是儿童常见、多发的肾小球疾病。表现为大量蛋白尿、低蛋白血症、高脂血症、不同程度的水肿,其中前 2 项为必备条件。

【主要临床表现】大量蛋白尿（24 小时尿蛋白定量 ≥ 50mg/kg）,低蛋白血症（白蛋白 <25g/L）,高脂血症（血浆胆固醇 >5.71mmol/L）,不同程度的水肿。水肿始于眼睑,渐遍及全身,呈凹陷性。一般起病隐匿,发病前可有病毒或细菌感染病史。可有低钠、低钾、低钙血症等电解质紊乱,可有厌食、乏力、嗜睡、低血压,甚至休克、抽搐。根据有无血尿、高血压、肾功能不全以及血补体下降,分肾炎性肾病和单纯性肾病。

【需鉴别的疾病】①先天性肾病综合征;②急性肾小球肾炎;③急进性肾炎;④紫癜性肾炎;⑤狼疮性肾炎;⑥乙肝病毒相关性肾炎;⑦ IgA 肾病。

【处理要点】

1. 辅助检查:血常规、尿常规、24 小时尿蛋白、血生化、必要时肾活检。

2. 一般处理:急性期卧床休息,少盐、优质蛋白、低脂饮食,防治感染。

3. 急性期水肿明显的需住院,采取以糖皮质激素为主、结合利尿、抗凝、抗感染等的综合治疗。

4. 缓解期糖皮质激素疗法:诱导缓解阶段,泼尼松 60mg/(m² · d) 或 2mg/(kg·d)（最大 60mg/d）,分次口服,尿蛋白转阴后改为晨顿服,共 6 周;然后进入巩固维持阶段,隔日晨顿服 1.5mg/kg（最大剂量 40mg/d）,共 6 周,然后逐渐减量,疗程 9~12 个月。

5. 糖皮质激素依赖或耐药者需转肾脏病专科治疗。

第六节　全身疾病的肾损害

一、紫癜性肾炎

过敏性紫癜是儿童时期最常见的小血管炎，常累及皮肤、关节、胃肠道和肾脏，约半数的患儿可出现血尿和 / 或蛋白尿等肾脏损害，即紫癜性肾炎。

【主要临床表现】过敏性紫癜起病后的 6 个月内，约有 97% 患儿会出现肾脏损害。多数患儿仅表现为镜下血尿和 / 或蛋白尿，部分患儿可出现肾炎综合征或肾病综合征表现。少数患儿由血尿、蛋白尿症状发展为慢性肾炎，进展至慢性肾衰竭。肾活检病理检查可判断肾脏的损伤程度，按病理严重程度分为Ⅰ~Ⅵ级。

【需鉴别的疾病】①急性肾小球肾炎；②狼疮性肾炎；③乙型肝炎病毒感染相关性肾炎。

【处理要点】

1. 辅助检查：血常规、尿常规、抗核抗体、乙肝三系、肾活检等。

2. 治疗：根据临床分型选择治疗方案。

①孤立性血尿或病理Ⅰ级：无特殊治疗，需密切随访 3~5 年。

②孤立性蛋白尿、血尿和蛋白尿或病理Ⅱ级以上均需要转肾脏科专科治疗。

二、系统性红斑狼疮性肾炎

系统性红斑狼疮（Systemic Lupus Erythematosus，SLE）是一种以多系统损害和血清中出现多种自身抗体为特征的自身免疫性疾病。狼疮性肾炎是 SLE 最常见的临床症状之一，儿童狼疮性肾炎发生率高于成人，在起病早期即可有 60%~80% 肾脏受累。

【主要临床表现】确诊为 SLE 的患儿有下列任一项肾受累表现者即可诊断为狼疮性肾炎：①1 周内 3 次尿蛋白定性阳性或 24 小时尿蛋白定量高于正常值；或尿微量白蛋白高于正常值。②离心尿红细胞 >5/HP。③肾功能异常。④肾活检符合狼疮性肾炎常见改变。狼疮性肾炎的临床表现多样，包括亚临床型、孤立性血尿和 / 或蛋白尿、肾病综合征、急进性肾炎、慢性肾炎，部分可进展至终末期肾病。

【**需鉴别的疾病**】①乙型肝炎病毒感染相关性肾炎；②血管炎；③干燥综合征。

【**处理要点**】

1. 辅助检查：血常规、尿常规、尿蛋白定量、血生化、抗核抗体、乙肝三系、肾活检。

2. 狼疮性肾炎治疗复杂，建议转肾脏科专科治疗。

三、乙型肝炎病毒感染相关性肾炎

乙型肝炎病毒感染相关性肾炎是继发于乙型肝炎病毒感染的肾小球肾炎，是儿童常见的继发性肾小球疾病之一。随着乙肝疫苗的计划免疫后，发病率已下降。

【**主要临床表现**】常见于学龄前期及学龄期儿童，起病隐匿，家中多有乙型肝炎病毒（Hepatitis B Virus，HBV）携带者。大多表现为肾病综合征，少数为血尿和蛋白尿，甚至单纯蛋白尿；对糖皮质激素治疗无反应。镜下血尿可持续存在。半数可有肝大及肝功能异常，黄疸少见。高血压及肾功能不全少见。病理上以膜性肾病最为多见。

【**需鉴别的疾病**】①原发性膜性肾病；②其他的继发性肾炎或肾病。

【**处理要点**】

1. 辅助检查：尿常规、血生化、乙肝三系、HBV-DNA、免疫球蛋白 + 补体、肾活检。

2. 一般处理：低盐、优质蛋白饮食。利尿、控制血压、改善高凝状态。

3. 抗病毒治疗：重组人干扰素 $3 \sim 6$ MU/m^2（$\leqslant 10$MU/m^2），每周皮下或肌注 3 次，持续至少 6 个月，用药 4 个月可使乙型肝炎 E 抗原（Hepatitis Be Antigen，HBeAg）转阴，用药 10 个月可使乙型肝炎表面抗原（Hepatitis B Surface Antigen，HBsAg）、蛋白尿，均可转阴或明显减轻。拉米夫定，顿服，3mg/（kg·d），疗程至少 1 年，如治疗 1 年后仍可检测到 HBV DNA，或 HBV DNA 下降 <2lg10 者，应选用其他药物。

4. 糖皮质激素与免疫抑制剂：儿童患者应以抗病毒治疗为主，在抗病毒治疗的基础上，慎用糖皮质激素或免疫抑制剂，不推荐单独应用糖皮质激素或免疫抑制剂。

第七节　肾小管酸中毒

肾小管酸中毒（Renaltubularacidosis，RTA）是一组以近端肾小管 HCO_3^- 重吸收受损或远端肾小管 H^+ 分泌异常为特征的肾小管功能紊乱疾病。临床上主要分为 4 个类型：远端 RTA（Ⅰ型）、近端 RTA（Ⅱ型）、混合型 RTA（Ⅲ型）和高血钾性远端 RTA（Ⅳ型）。

【主要临床表现】Ⅰ型 RTA：①可任何年龄发病，2 岁以后症状明显；②低血钾、酸中毒症状：多有多饮、多尿、呕吐、厌食、生长迟缓等；③尿液呈碱性；④骨软化；⑤肾结石、肾钙化。Ⅱ型 RTA：①多尿、烦渴、脱水；②反复呕吐、生长障碍；③佝偻病，但很少发生肾结石、肾钙化。Ⅲ型 RTA 症状同Ⅰ型 RTA。Ⅳ型 RTA 有盐丢失、呕吐、脱水、生长障碍等醛固酮减低的症状。

【需鉴别的疾病】①Fanconi 综合征；②低血磷抗维生素 D 佝偻病；③Batter 综合征；④原发性甲状旁腺功能亢进。

【处理要点】

1. 辅助检查：血气分析、尿常规、尿电解质、血生化。

2. 一般处理：低盐，限制蛋白、肉类等食物，减少食物中固定酸根的摄入。

3. 针对不同类型 RTA 的治疗：①Ⅰ型 RTA：需长期服用枸橼酸钠钾混合液（枸盐），严重低钾血症首先补钾。骨化三醇 $0.25\sim0.75\mu g/d$，监测血钙和尿钙以防肾钙化。②Ⅱ型 RTA：枸盐剂量较大，为 $5\sim20$ $mmol/(kg \cdot d)$，疗效不好，可加用氢氯噻嗪。低钾血症时需补钾，必要时加用保钾利尿剂。③Ⅲ型 RTA：枸盐剂量根据 HCO_3^- 丢失量而定；低钾血症需补钾；骨软化者适度补充活性维生素 D 和钙剂。④Ⅳ型 RTA：低钾饮食、扩容、排钾利尿剂，以纠正高钾血症。一旦血钾正常，酸中毒常自我纠正，可不需碱剂治疗。由于该型病因复杂，如为药物所致的醛固酮抵抗，停药后可纠正；如有假性醛固酮减少，需根据发病机制的不同给予不同的治疗。

第八节　低血磷性抗维生素 D 佝偻病

低血磷性抗维生素 D 佝偻病是一种较为常见的 X 连锁显性遗传的肾小管缺陷性疾病，又称家族性低磷血症、肾性低磷酸性佝偻病。

【主要临床表现】多因 1 岁后下肢负重时出现 "O" 形腿或 "X" 形腿等就诊。较少出现肋骨串珠、肌张力低下等。严重患儿出现进行性骨骼畸形和多发性骨折，伴骨骼疼痛，以下肢为主，甚至不能行走。部分患者生长迟缓，牙质差、牙痛、牙易脱落且不再生。对一般剂量维生素 D 无反应，血磷低下，尿磷增加。

【需鉴别的疾病】①维生素 D 缺乏性佝偻病；②维生素 D 依赖性佝偻病；③肾性佝偻病；④远端肾小管酸中毒；⑤Fanconi 综合征。

【处理要点】

1. 辅助检查：尿电解质、血生化、骨骼 X 线、相关遗传基因检测。

2. 治疗：原则是纠正或尽量减轻佝偻病/骨软化症，维持血磷在 0.97mmol/L（3mg/dL）以上有利于骨的钙化；与 Burosumab（人源化抗 FGF23 单克隆抗体）治疗不同，血清磷酸盐水平恢复正常不是磷酸盐和骨化三醇治疗的目标。避免发生维生素 D 中毒所致的高钙尿症和高血钙。

①口服磷酸盐：常用磷酸二氢钠和磷酸氢二钠的磷酸盐合剂（每毫升含磷元素 20.7mg），在每日的清醒时间分 4~5 次给予，给药间隔相近；起始剂量为一日 40mg 磷元素 /kg。治疗第 1 年内应能发现一定的追赶生长。若患者依从性良好但未出现追赶生长，应以 250~500mg 的幅度增加每日磷剂量，最大剂量为 2000mg/d。服用期间易并发恶心及腹泻。

②骨化三醇：骨化三醇 20~40ng/(kg·d)，分 2 次口服。服药期间每 1~3 月监测 24 小时尿钙和尿肌酐，如尿钙 / 肌酐大于 0.4，应及时减量。

③Burosumab：起始剂量 0.8mg/kg，皮下注射，每 2 周 1 次，然后按需增加剂量，最大剂量约为 2mg/kg 或 90mg，使血清磷酸盐达到正常水平。该药不能与口服磷酸盐和维生素 D 活性代谢产物联用，也不能用于重度肾功能障碍者。

第九节　肾性尿崩症

肾性尿崩症是由于肾小管对抗利尿激素缺乏反应，尿液不能浓缩，以多饮、多尿、尿比重低为特点的临床综合征。本病分为遗传性和获得性两种，遗传性肾性尿崩症由 AVPR2 或 AQP2 基因突变所致，获得性肾性尿崩症多由于多囊肾、海绵肾、间质性肾炎、药物性等因素使肾脏对抗利尿激素不敏感所致。

【主要临床表现】患儿尿量增多，夜尿明显，每日尿量 >2000mL/m^2，尿比重低且固定，烦渴明显，饮水后缓解，饮水量常大于 3000mL/m^2，饮水量不足可发生低热、便秘、脱水甚至休克、脑损伤及智能缺陷。

【需鉴别的疾病】①精神性烦渴；②中枢性尿崩症；③糖尿病。

【处理要点】

1. 辅助检查：尿常规 + 尿比重、血生化、禁水 – 加压素试验。

2. 一般处理：保持足够的液体入量，保证足够的营养，减少溶质的摄入。

3. 病因治疗：一些获得性肾性尿崩症，去除病因多可逆转。药物性所致者，需停用相关药物。合并肿瘤者需手术切除肿瘤。

4. 利尿剂：氢氯噻嗪，2~4mg/(kg·d)，分 2~3 次口服。每天最大剂量：年龄 <2 岁为 37.5mg，年龄 >2 岁为 100mg。

5. 非甾体类抗炎药物：吲哚美辛 1.5~3.0mg/(kg·d)，分 2~4 次口服。最大剂量 150mg，年龄 <2 岁儿童禁用。

6. 抗利尿激素制剂：对部分肾性尿崩症及合并中枢性尿崩症的患儿可能有效。

第十节 遗尿症

遗尿症（俗称尿床）是指儿童 5 岁以后，出现平均每周至少 2 次夜间不自主的排尿行为，并持续 3 个月以上。

【主要临床表现】根据是否伴有尿路刺激症（尿频、尿急、尿失禁、下尿路疼痛、排尿困难），可分为单症状性夜遗尿症和非单症状性夜遗尿症。单症状性夜遗尿症仅有夜间遗尿，而非单症状性夜遗尿症除夜间遗尿外，还伴有尿路刺激症。初诊患者均需进行详细的病史采集及体格检查。

【需鉴别的疾病】①神经源性膀胱；②尿路感染；③尿路畸形；④糖尿病；⑤尿崩症。

【处理要点】

1. 辅助检查：尿常规、泌尿系 B 超、尿流动力学检查、腰骶髓磁共振、排尿日记。

2. 基础治疗：养成规律作息的习惯，保证每日饮水量。晚餐宜早，睡前 2~3 小时应不再进食饮水。养成良好的排尿、排便习惯，积极治疗睡眠通气障碍、便秘等并存疾病。

3. 一线治疗：单症状夜间遗尿患儿经过 3~6 个月的治疗后无改善的，建议积极治疗。

①去氨加压素：从小剂量开始，0.2mg/d，定期随访，根据疗效、排尿日记等调整剂量，最大量 0.6mg。疗程一般为 3 个月，建议逐渐减量，减少复发。治疗过程中的注意事项：睡前 1 小时服药；服药前 1 小时和服药后 8 小时禁止饮水；如患者出现发热，需补充液体，暂停服药，以免水中毒，但剧烈运动或大量出汗等除外；必要时监测血钠及血压。

②遗尿报警器：遗尿报警器即尿湿感应器，装置于内裤上，通过反复训练，患者建立膀胱胀满 – 觉醒之间的条件反射，达到治愈目的。遗尿报警器不适用于每晚遗尿频率 >2 次，或遗尿频次少，或依从性差的患者。

4. 其他治疗：①抗胆碱药物，如托特罗定、奥昔布宁等，能有效抑制膀胱逼尿肌过度活动。②三环类抗抑郁药，如丙咪嗪，抗胆碱作用可增加功能性膀胱容量，减少膀胱无抑制收缩。③中医药治疗、生物反馈治疗、经皮骶神经电刺激等。

第十一节　尿路感染

尿路感染是指病原体入侵泌尿系统并在尿液中繁殖，侵犯尿路黏膜或组织引起的炎症反应。根据感染部位不同，分为肾盂肾炎、膀胱炎和尿道炎。

【主要临床表现】因年龄及感染部位不同，临床表现各异。肾盂肾炎多见于婴幼儿，发热、精神萎靡、面色苍黄、呕吐、腹泻等全身症状较明显；新生儿多表现体重下降、喂养困难、黄疸、激惹、发热或体温不升等；年长儿除发热、寒战、腹痛外，尚有胁肋部、腰部或肾区叩痛，同时伴有明显尿路刺激症状。膀胱炎多见于年长女孩，一般无发热，有明显尿路刺激症状。部分患儿无明显症状，但尿培养阳性，即无症状性菌尿，若不治疗，也可能发展为有症状的尿路感染。

【需鉴别的疾病】①急性肾小球肾炎；②急性间质性肾炎和狼疮性肾炎；③泌尿系结核。

【处理要点】

1. 辅助检查：血常规、CRP、尿常规、尿培养、泌尿系B超、静脉肾盂造影、核素肾静态扫描、排泄性膀胱尿路造影。

2. 一般处理：急性期卧床休息，多饮水，女孩应注意外阴部的清洁卫生，进食易消化、含足够多的热卡和蛋白质的食物。

3. 对症治疗：对于高热、头痛、腰痛明显者，可予解热镇痛治疗；对于尿路刺激症状明显者，可予碳酸氢钠口服碱化尿液。

4. 抗感染治疗：下尿路感染（膀胱炎或尿道炎），临床症状明显的，需住院静脉应用敏感抗生素，症状改善后可采取序贯疗法改口服，总疗程10~14天。单纯无症状性菌尿一般无须治疗，若合并尿路畸形，或既往感染遗留肾瘢痕者，应积极抗感染治疗，疗程7~14天，继之以小剂量抗菌药物预防，直至尿路畸形矫正。

5. 尿路畸形的治疗：肾盂输尿管连接处狭窄或后尿道瓣膜、膀胱输尿管反流V级时，应及时手术治疗。

参考文献

1. 中华医学会儿科学分会肾脏学组．儿童激素敏感、复发／依赖肾病综合征诊治循证指南(2016)．中华儿科杂志，2017,55(10):729-734.

2. 王芳，丁洁．原发性IgA肾病诊治循证指南(2016)解读．中华儿科杂志，2017,55(9):652-653.

3. 中华医学会儿科学分会肾脏病学组．儿童常见肾脏疾病诊治循证指南（试行）（五）：儿童乙型肝炎病毒相关性肾炎诊断治疗指南．中华儿科杂志，2010,48(8):592-595.

4. 沈茜，刘小梅，姚勇，等．中国儿童单症状性夜遗尿疾病管理专家共识．临床儿科杂志，2014(10):970-975.

5. 中华医学会儿科学分会肾脏病学组．儿童常见肾脏疾病诊治循证指南（试行）（七）：泌尿系感染诊断治疗指南．中华儿科杂志，2010,48(11):814-816.

6. WESCHE D, Deen P M T, Knoers N V A M . Congenital nephrogenic diabetes insipidus: the current state of affairs. Pediatric nephrology: Journal of the International Pediatric Nephrology Association, 2012,27(12):2183-2204.

7. LYSENG-WILLIAMSON, K A. Burosumab in X-linked hypophosphatemia: a profile of its use in the USA. Drugs & therapy perspectives: for rational drug selection and use, 2018,34(11):497-506.

王传凯

第六章　血液系统疾病

第一节　贫　血

一、营养性缺铁性贫血

营养性缺铁性贫血是由于体内铁缺乏，最终导致血红蛋白合成减少所致的贫血。临床上以小细胞低色素性贫血、血清铁蛋白减少和铁剂治疗有效为特点；是儿童最常见的一种贫血类型，多发生于6个月~2岁。

【主要临床表现】皮肤黏膜苍白、乏力、食欲减退、少数有异食癖，口腔炎、萎缩性舌炎，可有呕吐腹泻；注意力不集中、记忆力减退；心率增快，心脏扩大，重症者可发生心力衰竭。可有髓外造血表现，如肝脾大。另外，由于免疫力低，常合并感染。

【需鉴别的疾病】①地中海贫血；②慢性感染性贫血；③铁粒幼细胞性贫血；④维生素 B_6 缺乏性贫血；等。

【处理要点】

1. 辅助检查：血常规、血浆转铁蛋白、血清总铁结合力、转铁蛋白饱和度、骨髓穿刺涂片和铁染色等。

2. 去除病因：及时添加含铁丰富的辅食，纠正偏食；解决肠道铁吸收障碍问题，如控制慢性失血、手术治疗肠道畸形、驱虫等治疗。

3. 铁剂治疗：口服二价铁盐易吸收，故临床均选用二价铁盐制剂。元素铁每次1~2mg/kg，每日2~3次，两餐之间口服，可同时口服维生素C。至血红蛋白正常后6~8周左右停用铁剂。对口服铁剂不耐受、胃肠手术不能应用口服铁剂、严重腹泻的患儿，可静脉注射低分子右旋糖酐铁。

4. 重度贫血并发心功能不全或严重感染者建议住院治疗。

二、营养性巨幼红细胞性贫血

营养性巨幼红细胞性贫血由于维生素 B_{12} 和 / 或叶酸缺乏所致的一种大细胞正色素性贫血。

【主要临床表现】口唇和指甲苍白、面色苍黄，毛发稀疏发黄，常伴肝脾肿大；神经系统症状可有烦躁不安、易怒，或表情呆滞、嗜睡等；外周血涂片提示大红细胞症和中性粒细胞核分叶过多、骨髓中出现巨幼红细胞增生、巨大晚幼粒细胞以及频繁有丝分裂；维生素 B_{12} 和 / 或叶酸治疗有效。

【需鉴别的疾病】依据该病临床表现、血象及骨髓象易于诊断，并区别其他病因所致的贫血，比如：再生障碍性贫血、溶血性贫血等。

【处理要点】

1. 辅助检查：血常规、骨髓象、血清维生素 B_{12} 和叶酸测定。

2. 合理辅食添加，避免感染。

3. 纠正原发病。

4. 补充叶酸以及维生素 B_{12}，有精神神经症状者，应以维生素 B_{12} 治疗为主，单用叶酸有加重症状可能。维生素 B_{12} 肌注 $100\mu g$/ 次，每周 2~3 次，直至临床症状好转。叶酸口服剂量 5mg/ 次，每天 3 次，连续数周直至临床症状好转。

5. 重度贫血者可予以红细胞输注。

三、溶血性贫血

溶血性贫血是由于红细胞的寿命缩短，破坏加速，超过骨髓造血代偿功能所致的贫血。可因先天或后天等多种原因引起。包括：遗传性球形红细胞增多症（红细胞膜结构异常）、红细胞葡萄糖 –6– 磷酸脱氢酶缺乏症（红细胞内酶缺乏）、地中海贫血（珠蛋白合成障碍）、异常血红蛋白病、自身免疫性溶血性贫血（免疫性）等。

【主要临床表现】①遗传性球形红细胞增多症：多为轻中度贫血，间歇性发作黄疸，多数有家族史。感染、寒冷等可引起溶血危象。②红细胞葡萄糖 –6– 磷酸脱氢酶缺乏症：急性溶血表现，如发热、寒战、呕吐、腹痛、腰痛、血红蛋白尿、黄疸等。③地中海贫血：轻症者无症状，脾脏不肿大或轻度肿大；重型多在婴幼儿发病，呈慢性进行性加重，肝脾肿大、黄疸、发育障碍，骨髓代偿增生引起颅骨发生变化，如：头大、颧骨突出等。④自身免疫性溶血性贫血：贫血，黄疸，肝脾大，血红蛋白尿。

【需鉴别的疾病】依据临床表现、血网织红细胞及骨髓涂片等检查，可与营养性缺铁性贫血、再生障碍性贫血和白血病等鉴别。

【处理要点】

1. 辅助检查：血常规、网织红细胞、外周血涂片、骨髓象、葡萄

糖 –6– 磷酸脱氢酶活性测定、血红蛋白电泳、直接抗人球蛋白试验、间接抗人球蛋白试验等。

2. 中重度者建议收住院治疗。

四、感染性贫血

感染性贫血是因患感染性疾病引起失血、红细胞生成减少、红细胞破坏增加而导致的贫血。

【 **主要临床表现** 】①急性感染合并贫血与一般贫血症状类似，但起病急，外周血显示为正细胞、正色素性贫血。②慢性感染所致贫血本身无特殊表现，临床症状与贫血程度相关。常有面色苍白、乏力、心悸、纳差等。贫血类型多表现为低色素性贫血，血清铁蛋白正常，总铁结合力下降，铁饱和度降低。

【 **需鉴别的疾病** 】①慢性失铁和铁吸收不良引起的贫血；②慢性肾衰引起的贫血；③稀释性贫血。

【 **处理要点** 】

1. 辅助检查：血常规、血浆转铁蛋白、血清总铁结合力、转铁蛋白饱和度、骨髓穿刺涂片和铁染色等。

2. 查找病因，针对病原微生物如疟原虫、钩虫、结核分枝杆菌、伤寒杆菌、幽门螺杆菌、志贺氏痢疾杆菌、大肠杆菌、肺炎球菌等的治疗。

3. 治疗贫血：轻度贫血无须特殊治疗，贫血严重时建议收住院治疗。

第二节　特发性血小板减少性紫癜

特发性血小板减少性紫癜（Primary Immunologic Thrombocytopenic Purpura，ITP）是一种由于自身免疫原因引起血小板减少而导致皮肤黏膜自发性出血为表现的出血性疾病。

【主要临床表现】皮肤黏膜出血点、瘀斑、瘀点，肝脾不大或轻度增大。血小板计数 $<100 \times 10^9/L$（其余两系正常），骨髓象巨核细胞显著增多，产板巨核细胞减少。血小板抗体阳性。

【需鉴别的疾病】①白血病；②再生障碍性贫血；③过敏性紫癜；④ Evans 综合征等。

【处理要点】

1. 辅助检查：血常规、骨髓象、血小板抗体测定等。

2. 一般治疗：避免碰撞，软食，保持安静。

3. 激素治疗，首先排除血液系统恶性疾病引起的血小板减少。血小板 $<30 \times 10^9/L$：泼尼松 1.5~2mg/kg，分次口服，4 周减停。严重出血或血小板 $<15 \times 10^9/L$：甲强龙 15~30mg/(kg·d) 冲击治疗 3 天，后改为泼尼松口服。

4. 丙种球蛋白：用于严重出血或血小板 $<15 \times 10^9/L$，总量 2g/kg，分 2 天静滴。

5. 针对潜在感染因素的治疗：激素及丙种球蛋白治疗效果欠佳时，需考虑潜在感染可能，比如：EB 病毒、巨细胞病毒等。

6.ITP 患儿发生致命性出血时，如颅内出血、胃肠道出血伴血流动力学不稳定，肺出血伴心肺功能损害推荐输注血小板联合药物治疗（甲强龙加丙种球蛋白）。

第三节　血友病

一、血友病甲

因凝血因子Ⅷ缺乏或活力下降导致的遗传性出血病，为 X 连锁隐性遗传。

【主要临床表现】多为男性，患者关节、肌肉、内脏和深部组织自发性或轻微外伤后出血难止，常在儿童期随着活动增加而出现临床表现。疾病严重程度与因子Ⅷ活性水平相关。并依据因子活性水平分为：重型（<1%）、中型（1%~5%）、轻型（5%~25%）及亚临床型（25%~45%）。

【需鉴别的疾病】①血友病乙和血友病丙；②维生素 K 依赖因子缺乏症；③血管性假血友病；④血小板功能障碍性疾病；⑤获得性凝血因子缺乏等。

【处理要点】

1. 血友病的实验室特征是活化部分凝血活酶时间（activated Partial Thromboplastin Time，aPTT）延长，混合血浆纠正试验可纠正 aPTT。血小板计数和凝血酶原时间（Prothrombin Time，PT）正常。凝血因子活性水平降低。

2. 防止外伤。

3. 替代治疗：Ⅷ因子首次需要剂量＝（需要达到的Ⅷ因子浓度−患者基础的Ⅷ因子浓度）× 体重（kg）× 0.5。剂量依据病情、因子缺乏程度及有无并发症而定。

4. 重症建议收住院治疗。

5. 物理治疗和康复训练。

二、血友病乙

遗传性出血病，为 X 连锁遗传，凝血因子Ⅸ缺乏。

【主要临床表现】临床表现同血友病甲，出血程度较血友病甲轻，需通过凝血试验纠正试验鉴别。

【需鉴别的疾病】参见血友病甲。

【处理要点】

1. 辅助检查：活化部分凝血活酶时间、凝血酶原时间、凝血因子、血常规等。

2. 替代治疗：出血较重者，建议住院补充Ⅸ因子治疗。

3. 物理治疗和康复训练。

三、血友病丙

由于血浆中缺乏凝血因子Ⅺ所致，出血症状较轻，临床较少见。与血友病甲和血友病乙的鉴别主要通过凝血试验纠正试验鉴别。通常只有手术或外伤出血多时需要输血治疗。

第四节　维生素 K 依赖因子缺乏症

凝血因子 Ⅱ、Ⅶ、Ⅸ、Ⅹ 合称为凝血酶原复合物，在肝脏合成，需依赖维生素 K，故称为维生素 K 依赖因子。各种原因所致的维生素 K 缺乏或肝脏疾病可导致该病。

【主要临床表现】多发生于婴儿期，尤其是出生后 1~3 个月，母乳喂养，表现为皮肤瘀斑或黏膜表面、消化道、脐部等出血；或突然出现急性或亚急性颅内压增高表现及意识障碍，腰穿或硬膜下穿刺证实颅内出血。血小板及出血时间正常，凝血时间和凝血酶原时间显著延长。经维生素 K 或输新鲜血浆治疗 1~2 天可迅速止血。

【需鉴别的疾病】①血管性假血友病；②血友病；③特发性血小板减少性紫癜等。

【处理要点】

1. 辅助检查：凝血酶原时间延长，部分凝血活酶时间延长，凝血时间正常或轻度延长，血小板正常。

2. 预防：出生后立即给予维生素 K_1 1 ~ 2mg 肌肉注射。

3. 急性出血者建议收住院治疗。

4. 对症和去除病因治疗：治疗原发病，停用可引起维生素 K 缺乏的药物。

第五节　中性粒细胞减少症

儿童期末梢血中性粒细胞绝对值 $<1.5 \times 10^9/L$，婴儿 $<1.0 \times 10^9/L$，而且不合并贫血和血小板减少者，称为中性粒细胞减少症。

【主要临床表现】有药物、化学物质接触史，或临床有发热，寒战，乏力等感染表现；可伴肝脾及淋巴结肿大。末梢血中单核细胞可代偿性增加。

【需鉴别的疾病】通过临床表现及化验结果容易诊断该病。主要为病因鉴别：①粒细胞生成减少或成熟停滞；②粒细胞无效增生；③粒细胞破坏增加；④多因素引起的粒细胞减少症：消炎痛，恶性淋巴瘤骨髓转移，脾功能亢进等。

【处理要点】

1. 辅助检查：血常规、骨髓象。

2. 去除病因：停止接触放射线或其他化学毒物，以及可引起粒细胞减少的药物。由脾功能亢进引起者，易反复发生严重感染，可行脾脏切除术。

3. 防止继发感染：不发热者，切忌滥用抗生素。当发热及推测有感染情况时，应立即收住院治疗，尽快应用敏感杀菌抗生素。注意口腔卫生，做好环境消毒。

4. 成分输血：可输新鲜血或分离白细胞，但效果不确切。

5. 升白细胞药物：把握适应证的情况下，应用重组人粒细胞刺激因子。

参考文献

1. 中华医学会血液学分会红细胞疾病（贫血）学组.铁缺乏症和缺铁性贫血诊治和预防多学科专家共识.中华医学杂志,2018,98(28):2233-2237.

2. 中华医学会.维生素矿物质补充剂在营养性贫血防治中的临床应用:专家共识.中华临床营养杂志,2013,21(5):316-319.

3. 中华医学会血液学分会红细胞疾病（贫血）学组.自身免疫性溶血性贫血诊断与治疗中国专家共识(2017年版).中华血液学杂志,2017,38(4):265-267.

4. 中华医学会血液学分会红细胞疾病学组.非输血依赖型地中海贫血诊断与治疗中国专家共识(2018年版).中华血液学杂志,2018,39(9):705-708.

5. 国家卫生健康委临床检验中心新生儿疾病筛查室间质评专家委员会.新生儿葡萄糖-6-磷酸脱氢酶缺乏症筛查与诊断实验室检测技术专家共识.中华检验医学杂志,2019,42(3):181-185.

6. NEUNERT C,LIM W,CROWTHER M,等.美国血液学会免疫性血小板减少症循证实践指南(2011版).国际输血及血液学杂志,2012,35(3):271-285.

7. 中华医学会血液学分会血栓与止血学组、中国血友病协作组.血友病诊断与治疗中国专家共识(2017年版).中华血液学杂志,2017,38(5):364-370.

8. 殷杰,王兆钺.维生素K依赖性凝血因子的临床意义.临床内科杂志,2020,37(1):1-4.

9. 张纯.中性粒细胞缺乏伴发热的治疗.临床内科杂志,2018,35(9):590-592.

朱冠忠

第七章　神经系统疾病

第一节　化脓性脑膜炎

化脓性脑膜炎是指由各种化脓性细菌引起的脑膜炎症，部分患者病变可累及脑实质，常见病原菌为肺炎链球菌、B族溶血性链球菌和大肠埃希菌，婴幼儿常见。

【主要临床表现】大多急性起病，临床以发热、惊厥、意识障碍、头痛、呕吐等为主要表现，脑膜刺激征阳性，婴儿可有前囟饱满、张力增高、头围增大，3月龄以下的婴儿表现不典型，可以仅有吐奶、尖叫、呼吸不规则等。典型脑脊液变化为外观浑浊、压力增高、蛋白升高、糖低或脑脊液与外周血糖比值下降，白细胞计数增多。

【需鉴别的疾病】①病毒性脑膜炎；②结核性脑膜炎；③隐球菌性脑膜炎。

【处理要点】

1. 辅助检查：脑脊液检查、血常规、CRP、降钙素原、血培养、头颅核磁共振。

2. 一般治疗：监测生命体征，注意意识、瞳孔及呼吸情况。

3. 对症支持治疗。

（1）降颅压：甘露醇每次 0.5~1g/kg 静脉应用，4~6 小时 1 次。

（2）维持水电解质酸碱平衡。

（3）控制惊厥。

4. 抗感染治疗：获取脑脊液后尽早给予经验性抗生素治疗。对于 1 月龄以上儿童，建议将三代头孢菌素［如头孢曲松 100mg/(kg·d)，12 小时 1 次，或头孢噻肟 300mg/(kg·d)，6 小时 1 次］加万古霉素（60mg/(kg·d)，6 小时 1 次）作为初始经验治疗方案，对于头孢菌素过敏者，可选用美罗培南［120mg/(kg·d)，6~8 小时 1 次］替代治疗。病原明确后，根据药敏结果结合经验治疗效果调整抗菌药物。抗感染疗程根据病原不同、治疗效果以及复查的脑脊液结果而不同。

5. 肾上腺皮质激素：用于 b 型流感嗜血杆菌和肺炎链球菌脑膜炎，常用地塞米松［0.6mg/(kg·d)，每 6 小时 1 次，连续使用 2~4 天。］在首剂抗生素前或同时使用。小于 6 周者不推荐使用。

第二节 病毒性脑炎

病毒性脑炎是指由多种病毒感染引起的颅内急性炎症，多数患者难以确定其病原体。单纯疱疹病毒（Herpes Simplex Virus，HSV）、水痘带状疱疹病毒（Varicella-Zoster Virus，VZV）、肠道病毒感染是在免疫功能正常的欧美人群中最常见的。

【主要临床表现】临床表现因脑实质部位的病理改变、范围和严重程度而有所不同。多表现为发热、惊厥发作、精神情绪异常、不同程度的意识障碍及颅内压增高的症状，可有偏瘫、单瘫、四肢瘫或者各种不自主运动。病变累及椎体束时可出现病理征阳性。

【需鉴别的疾病】①其他病原体感染引起的脑膜炎；②颅内脓肿；③ Reye 综合征。

【处理要点】

1. 辅助检查：脑脊液常规、生化和细菌培养，脑脊液病毒检查，头颅影像学检查（推荐核磁共振），脑电图。

2. 一般治疗：注意休息，合理的营养供给。

3. 对症支持治疗：①维持水、电解质平衡；②控制脑水肿和颅高压，可使用甘露醇每次 0.5~1g/kg，根据颅高压程度选择用药频次；③控制惊厥发作。

4. 抗病毒治疗：① HSV 脑炎：静脉注射阿昔洛韦，3 个月 ~12 岁为 500mg/m^2，> 12 岁者为 10mg/kg；每 8 小时一次，持续 14~21 天，需要重复腰椎穿刺以了解脑脊液 HSV 是否转阴性。② VZV 脑炎：静滴阿昔洛韦，3 个月 ~12 岁为 500mg/m^2，> 12 岁者 10~15mg/kg；每日 3 次，疗程至少 10 天。若累及血管，加用皮质类固醇。VZV 小脑炎不需特异性治疗。③肠道病毒脑炎：不推荐特殊抗病毒治疗。

第三节　急性中毒性脑病

急性中毒性脑病是婴幼儿时期比较常见的一种中枢神经系统病变，是由于不同病原体引起不同脏器的疾病所产生的不同毒素对中枢神经系统的作用，而非病原体直接侵入。病理变化主要是脑实质有充血和水肿。

【主要临床表现】在原发病的过程中，突然出现中枢神经系统症状。起病急，突然出现高热、头痛、呕吐、神志改变、惊厥等，偶尔可出现一侧或者双侧肢体瘫痪，也可见脑膜刺激征。

【需鉴别的疾病】①高热惊厥；②化脓性脑膜炎；③Reye综合征；④病毒性脑炎。

【处理要点】

1. 辅助检查：头颅CT，脑脊液检查，血糖，血电解质，血气分析。

2. 积极治疗原发病。

3. 一般治疗：吸氧，保持气道通畅，维持水电解质、酸碱平衡。

4. 对症治疗：①控制惊厥。②降温：小儿布洛芬栓50mg/粒，1~3岁，每次1粒，直肠给药；能口服者选择口服，对乙酰氨基酚每次10~15mg/kg，或者布洛芬5~10mg/kg。③降颅压治疗：可使用甘露醇每次0.25~1.0g/kg，根据颅高压程度选择用药频次，无脱水症状者可同时加用呋塞米，1mg/kg静脉注射。④快速消炎和消水肿：可选用地塞米松或氢化可的松。⑤抗氧化剂：维生素E、维生素C等。

第四节 脑性瘫痪

脑性瘫痪（脑瘫）是指由于各种原因造成的发育期胎儿或者婴儿非进行性中枢运动功能障碍，可影响肌张力、姿势和运动。病因涉及多个方面，多数病例由产前因素所致，围产期以及产后事件也可导致脑瘫。早产（脑白质软化、颅内出血、支气管肺发育不良）是最常见的相关因素，其次是围产期缺血缺氧性损伤、先天性异常（尤其中枢神经系统结构异常）、宫内感染等。产后事件包括脑卒中、创伤、脑膜炎、核黄疸等。

【主要临床表现】出生后非进行性加重的运动发育异常，包括运动发育落后和瘫痪肢体主动运动减少、肌张力异常、姿势异常、反射异常，常伴有智力低下、癫痫、语言功能障碍等。临床类型分为：痉挛型、手足徐动型、共济失调型、强直型、震颤型、肌张力低下型及混合型。本病诊断主要依靠病史和体格检查。

【需鉴别的疾病】①脊髓性肌萎缩；②各种神经系统代谢病；③遗传性小脑性共济失调。

【处理要点】

1. 辅助检查：头颅影像学（首选头颅磁共振），脑电图，遗传代谢筛查。

2. 康复训练：包括躯体训练、技能训练、语言训练、针灸和按摩。康复训练是个长期的过程，家长和康复医生须密切配合，共同制订培训计划。

3. 手术治疗：适用于痉挛型脑瘫患儿，包括跟腱延长术、神经手术等。

4. 药物治疗：本病无药物治疗方法。如合并癫痫者可应用抗癫痫药物。

第五节　颅内肿瘤

颅内肿瘤约占儿童期肿瘤的 20%，发病率居第二位，高发年龄在 5~8 岁，无性别差异，神经胶质瘤多见。儿童颅内肿瘤好发于中线及后颅窝，易早期阻塞脑脊液循环通路出现颅内压增高、压迫脑干等重要结构，病程较短，预后较差。

【主要临床表现】主要表现为颅内压增高引起的症状，呕吐及头痛较常见，不全为喷射性呕吐，头痛呈间歇性或者持续性，随病情进展，头痛有逐渐加重的趋势。还可以有烦躁、易激惹、神志改变、视觉障碍、头颅增大、发热、抽搐、眼球内斜视等表现。因肿瘤的部位和大小不同，还可以有其他局部症状，比如偏瘫、失语、颅神经损害、生长发育紊乱等。

【需鉴别的疾病】①各种脑膜炎或者脑炎；②胃肠炎；③癫痫。

【处理要点】对于中枢神经系统（Central Nervous System，CNS）肿瘤采取多模式治疗，包含手术、放疗和化疗。CNS 肿瘤确诊需要神经外科医生进一步评估，取组织活检，并尽量实行肉眼下全切，依据肿瘤类型辅助放疗化疗。

1. 辅助检查：头颅影像学（首选头颅磁共振检查）、脑电图、脑脊液检查（有视乳头水肿者禁忌腰椎穿刺）、血清肿瘤标志物检查（如绒毛膜促性腺激素、甲胎蛋白、癌胚抗原等）。

2. 手术治疗：颅内肿瘤以手术切除为主。要求尽可能行手术全切除，缓解颅高压症状，解除脑脊液循环梗阻，解除或部分解除肿瘤对重要神经结构的压迫。

3. 放射治疗：指征包括所有颅内恶性肿瘤，不论切除程度如何；手术未能全切除的肿瘤；CT 随访发现增长较快的肿瘤。其中髓母细胞瘤和生殖细胞瘤对放疗敏感。

4. 化学治疗：用于各种恶性肿瘤术后，与放疗协同进行，以及复发的颅内恶性肿瘤。

第六节　癫　痫

癫痫是一种由多种病因引起的、临床表现各异、反复出现的发作性疾病，是脑细胞群异常、过度的超同步化放电而引起的暂时的脑功能紊乱，分为特发性癫痫、症状性癫痫、隐源性癫痫。治疗目的是控制发作、消除病因、减少脑损伤、维持精神神经功能的正常，尽量保证患儿的正常学习和生活。

【主要临床表现】最常见的表现是意识丧失或改变，全身性或局限性肌肉抽搐，也可以有感觉异常或者行为异常等。癫痫发作有突发性、暂时性、反复性的特点，至少发作 2 次，或 1 次发作合并明确的致痫倾向。发作期异常脑电活动是诊断癫痫发作的金标准。

【需鉴别的疾病】需要和其他非癫痫性的发作症状鉴别：①癔病性发作；②低血糖发作；③睡眠肌阵挛；④晕厥；⑤发作性睡病；等。

【处理要点】

1. 辅助检查：脑电图（包括视频脑电图、24 小时脑电图等）与头颅影像学检查，根据表现可选做脑脊液检查、血糖、血电解质、遗传代谢病筛查、血氨、血乳酸、肝肾功能等。

2. 一般处理：注意休息，避免疲劳，注意安全，禁止攀高、单独游泳等。

3. 病因治疗：脑肿瘤予手术切除，苯丙酮尿症予低苯丙氨酸饮食治疗等。

4. 抗癫痫药物治疗：常作为首选方案。根据发作类型不同选择药物。

①全面性强直－阵挛发作：一线药物为卡马西平、拉莫三嗪、奥卡西平、丙戊酸钠（如同时存在失神或者肌阵挛发作，慎用卡马西平、奥卡西平）。

②强直或失张力发作：一线药物为丙戊酸钠。

③失神发作：一线药物为乙琥胺、拉莫三嗪、丙戊酸钠。

④肌阵挛发作：一线药物为左乙拉西坦、丙戊酸钠、托吡酯。

⑤局灶性发作：一线药物为卡马西平、拉莫三嗪、左乙拉西坦、奥卡西平、丙戊酸钠。

5. 外科治疗：手术适应证包括药物难治性癫痫、病变相关性癫痫等。

第七节　颅内出血

颅内血肿包括硬脑膜外血肿、硬脑膜下血肿、脑内血肿，本节主要介绍脑内血肿。脑内血肿是指由于头部外伤、脑血管畸形、凝血功能障碍等原因引起的血液在脑实质内的积聚。自发性颅内出血的病因与年龄有关，婴儿期以维生素 K 缺乏多见，儿童期则以脑动静脉畸形多见。

【主要临床表现】头痛、呕吐、前囟张力增高、抽搐、神志改变，血肿压迫可引起的局部神经体征，包括肢体无力或瘫痪、椎体束征阳性。小脑内的血肿可引起共济失调；颅内压增高明显的可引起血压高、心率减慢等生命体征改变，出现瞳孔变化。

【需鉴别的疾病】①各种脑炎；②颅内肿瘤；③偏头痛；等。

【处理要点】

1. 辅助检查：头颅 CT，凝血功能，凝血因子，血常规，数字减影血管造影（Digital Subtraction Angiography，DSA）检查。

2. 病因治疗：对于低到中危的脑血管畸形出血患者，手术切除是一线治疗方案。血液系统异常引起的脑内血肿通常不需要采取手术治疗，除非因血肿的占位效应和继发性脑损伤导致神经功能障碍或颅内压增高并危及生命时才考虑手术，手术仅仅是抢救生命的手段，可采取补充凝血因子、补充维生素 K、输注血小板等治疗。

3. 控制颅内压：甘油果糖脱水，激素应用。

第八节　急性脊髓炎

急性脊髓炎是指原因不明的没有压迫性脊髓损伤证据的急性横贯性脊髓受累，多数患者在脊髓症状出现之前 1~4 周有发热、腹泻等病毒感染的症状，目前认为急性脊髓炎是一种非特异性感染后所诱发的自身免疫性疾病，可以是临床孤立综合征表现，也可以是获得性脱髓鞘疾病如急性播散性脑脊髓炎、视神经脊髓炎等的表现之一，儿童较少见。

【主要临床表现】运动障碍、传导束性感觉丧失、括约肌功能障碍。病初常有背痛、腹痛、肢痛及无力，运动和感觉障碍多在 3 天内达到高峰，迅速发生进行性截瘫，下肢症状重于上肢；病初运动障碍可表现为不对称性，1~2 天内便发展为对称性。早期可呈迟缓性麻痹，1~2 周后逐渐出现上运动神经元受累的痉挛性麻痹。多数患者脊髓胸段受累，颈 4 以下阶段受累可出现呼吸机麻痹。

【需鉴别的疾病】①脊髓灰质炎；②脊髓肿瘤；③格林巴利综合征。

【处理要点】

1. 辅助检查：脊髓 MRI，脑脊液检查，大便脊髓灰质炎病毒分离，视力检查，眼底检查，视觉诱发电位。

2. 一般治疗：加强护理，避免褥疮，瘫痪肢体早期康复训练。

3. 药物治疗：①激素治疗：早期激素治疗能提高治愈好转率，而且能促进神经功能的恢复，大剂量甲基泼尼松龙较传统低剂量的激素治疗对运动功能的恢复更有效，而且无显著不良反应。剂量：大剂量甲基泼尼松龙 15~30mg/(kg·d)，连续使用 3 天或者 5 天，改为泼尼松口服 1~1.5mg/(kg·d)，用药 2 周后开始每周减量 1 次，至减停，总疗程 1~2 个月。②维生素 B_1 和维生素 B_6 共同应用，可能有助于神经功能恢复。③ 大剂量糖皮质激素治疗无效的，可考虑血浆置换。

第九节　注意缺陷障碍

注意缺陷障碍，又称注意缺陷多动障碍（Attention Deficit and Hyperactivity Disorder，ADHD），是一种以注意缺陷、多动和冲动为核心症状的行为问题，易对儿童和青少年的学习、认知、行为、情绪和社交等多方面造成不良影响。常表现为慢性病程，症状可持续多年甚至终身。目前病因不清。

【主要临床表现】与年龄不符的注意力集中困难、不分场合的过度活动、情绪冲动伴有认知障碍和学习困难，智力正常或者接近正常。症状在两个或更多环境中（如家庭和学校）均有表现，并对日常生活产生不良影响。可伴对抗障碍、品行障碍、焦虑障碍以及学习技能障碍。

【需鉴别的疾病】①精神发育迟滞；②孤独障碍；③抑郁症。

【处理要点】

1. 辅助检查：血尿常规、肝肾功能、心电图、脑电图、康奈尔儿童多动症行为诊断量表、ADHD评分量表。

2. 非药物干预：这是治疗计划不可或缺的一部分。学龄前儿童推荐行为治疗作为初始治疗。

3. 药物治疗：用于注意缺陷导致了学习困难，以及多动和冲动导致的行为和社交障碍的6岁以上患儿。①中枢兴奋类药物：建议使用哌甲酯缓释剂和右苯丙胺类作为起始治疗药物。哌甲酯缓释片剂量：初始剂量为每次18mg，每天1次，晨服。根据个体需要和疗效，每次可增加剂量18mg，直至最高剂量54mg（每天1次，晨服）。②非中枢兴奋类药物：二线药物，当中枢兴奋类药物有禁忌、无效或者不能耐受时选择。盐酸托莫西汀胶囊剂量：体重＜70kg，初始剂量0.5mg/(kg·d)，3天后可增加至1.2mg/(kg·d)，单次或分次服药，每日总剂量不超过1.4mg/kg或100mg；体重＞70kg者，初始总剂量40mg/d，3天后增加到目标剂量80mg/d，单次或者分次服用，每次总剂量不可超过100mg。

第十节 屏气发作

屏气发作是一种中枢性植物神经调节障碍，是对不良刺激的一种不自主反应，一般于婴幼儿期发病，常有生气、疼痛等诱因，首次发作多于6~15个月，发作频率不定，5~6岁以后发作自行停止。发病机制不清楚，约 20%~30% 的患儿父母有类似病史。

【主要临床表现】常以要求没有得到满足、恐惧、疼痛、发怒等为诱因，开始为强烈的情感爆发、剧烈哭闹，旋即呼吸突然停止于呼气相，出现青紫，严重者有短暂的意识障碍、全身强直或肌肉抽动，约 1~3 分钟后呼吸恢复，青紫消失，肌肉放松，意识恢复。这是一种异常性格行为问题，这种儿童性格多暴躁、任性、好发脾气。

【需鉴别的疾病】①癫痫；②紫绀型心脏病缺氧发作；③过敏性休克（如打针时出现屏气发作，需要与药物的过敏性休克鉴别）。

【处理要点】

1. 辅助检查：脑电图，头颅影像学，心脏超声。

2. 一般治疗：加强家庭教养，避免粗暴打骂，尽量不让孩子有发脾气、哭闹的机会。

3. 药物治疗：本病无须药物治疗。贫血或缺铁患儿补充铁剂可能有助于减少屏气发作。

第十一节　习惯性擦腿动作

习惯性擦腿动作，又叫儿童擦腿综合征，是一种运动行为障碍，女孩和幼儿更多见，多随年龄增长而逐渐自行消失。

【主要临床表现】两腿强直内收、交互移擦，引起面红、凝视、出汗等表现，或骑于椅角反复摩擦，不伴意识障碍，可被分散注意力而终止，多于入睡前或者刚睡醒时发生，可持续数分钟，然后有疲倦感或者入睡。发作时不伴脑电图异常。女孩发作后外阴充血，分泌物增多或者阴唇色素加深；男孩有阴茎勃起，尿道口稍充血伴有轻度水肿。

【需鉴别的疾病】①癫痫；②外阴炎。

【处理要点】

1. 辅助检查：本病主要根据症状诊断，可行脑电图检查以排除癫痫。

2. 一般治疗：给患儿提供轻松愉快的生活环境，解除心理压力，鼓励参与各种游戏活动。注意儿童会阴清洁。

3. 发作时治疗：以其他有趣的事情分散患儿注意力，可以很快终止。

4. 药物治疗：本病无须药物治疗。

第十二节 进行性肌营养不良

进行性肌营养不良是一组遗传性肌肉变性疾病，分为假肥大型肌营养不良、Emery-Dreifuss 肌营养不良、肢带型肌营养不良等。其中，假肥大型肌营养不良是最常见、最严重的一型，本节主要介绍假肥大型肌营养不良，包括 Duchenne 肌营养不良和 Becher 肌营养不良。

【主要临床表现】本病属于 X 连锁隐性遗传性疾病，主要表现为进行性肌无力和运动功能倒退，早期有双小腿腓肠肌肥大、易跌跤，上楼梯和跳跃等运动能力较同龄儿明显落后，逐渐出现四肢近端肌萎缩、Gowers 征、鸭步加重、下蹲不能起立等，至不能行走、呼吸困难。Duchenne 肌营养不良约 1/3 合并智力低下，可存在心肌病和传导异常、骨折、脊柱侧凸，血清肌酸激酶明显增高。常在 30 岁之前死于呼吸功能不全或心肌病。Becher 肌营养不良较 Duchenne 肌营养不良病情进展缓慢，预后较好，可能存活至 40 岁以后。

【需鉴别的疾病】①脊髓性肌萎缩；②肌张力低下型脑性瘫痪；③皮肌炎；④多发性肌炎。

【处理要点】

1. 辅助检查：心肌酶谱、肌酐、血清脑钠肽、肌电图、肌肉活体组织检查、肌肉 MRI、心电图、超声心动图、遗传学检查（抗肌萎缩蛋白基因）。

2. 一般治疗：保证营养均衡，终身接受不同类别的康复治疗，定期进行肺功能检查、心电图和心脏超声检查。2 岁以上患儿可接种肺炎疫苗、流感疫苗。避免使用抗胆碱能药和神经节阻断药。

3. 特殊治疗：本病尚无特效治疗。泼尼松治疗可有一定效果，剂量：0.75mg/（kg·d），同时补钾、钙和维生素 D，对于不能行走的患者，泼尼松的剂量应减至 0.3~0.6mg/（kg·d）。

4. 有肺炎等并发症的建议收住院治疗。

5. 做好产前诊断。

第十三节　重症肌无力

重症肌无力是一种骨骼肌收缩无力的获得性自身免疫性疾病。新生儿是因体内遗留母亲抗乙酰胆碱受体抗体或为遗传性乙酰胆碱受体离子通道病。

【主要临床表现】骨骼肌无力、易疲劳、晨轻暮重、活动后加重、休息和应用胆碱酯酶抑制剂后症状明显减轻。眼肌型最多见，脑干型则有吞咽困难、构音障碍或声音嘶哑等表现。全身型表现为运动后四肢肌疲劳，可累及呼吸肌。

【需鉴别的疾病】①代谢性肌病；②格林巴利综合征；③ Miller-Fisher 综合征；④多发性肌炎。

【处理要点】

1. 辅助检查：新斯的明试验（每次 0.04mg/kg，不超过 1mg，皮下注射或者肌内注射）、胸部 CT、血清抗乙酰胆碱受体抗体、肌电图。

2. 一般治疗：控制体重、适当限制日常活动、接种流感疫苗等有益于病情控制。注意不要使用加重重症肌无力的药物，尽量避免使用 β 受体阻滞剂、普鲁卡因酰胺等。

3. 药物治疗。

①胆碱酯酶抑制剂：单纯眼肌型病初可使用胆碱酯酶抑制剂，如疗效不佳，可考虑联合应用糖皮质激素。首选溴吡斯的明，每次口服：新生儿 5mg、婴幼儿 10~15mg、年长儿 20~30mg，最大量不超过 60mg，每天 3~4 次。

②糖皮质激素：泼尼松 1~2mg/(kg·d)，症状完全缓解后再持续 4~8 周，再逐渐减量至能控制症状的最小剂量，每日或者隔日晨顿服，总疗程 2 年。

③静脉注射丙种球蛋白：主要用于病情急性进展、手术术前准备的重症肌无力患者。剂量 400mg/(kg·d)，连用 5 天，作用可持续 2 个月左右。

4. 血浆置换：病情急性进展、肌无力危象需住院酌情血浆置换。

5. 手术治疗：对于药物难以控制的病例可考虑胸腺切除术。

第十四节　格林巴利综合征

格林巴利综合征（Guillain-Barré syndrome，GBS）通常由前驱感染诱发，免疫介导的急性炎性周围神经病。我国儿童常以空肠弯曲菌为前驱感染。病程呈自限性，大多在数周内完全恢复，严重者可在急性期死于呼吸肌麻痹。

【主要临床表现】最常见的 GBS 类型是急性炎症性脱髓鞘性多发性神经根病，进行性、对称性肌无力和深腱反射消失或减弱是其主要临床特征，几乎所有的患者病情均在 4 周内达到高峰。进展迅速者可很快引起呼吸肌麻痹。部分患者有核下性面瘫、自主神经功能障碍、声音低哑、呛咳、神经根痛、皮肤感觉过敏等。非典型 GBS 表现为特定肌群和神经的局部或区域性受累，比如 Miller-Fisher 综合征、Bickerstaff 综合征。

【需鉴别的疾病】①肠道病毒引起的急性迟缓性瘫痪；②急性横贯性脊髓炎；③周期性瘫痪。

【处理要点】

1. 辅助检查：脑脊液检查、神经电生理检查、脊髓磁共振、血电解质、肌酶。脑脊液呈现蛋白 - 细胞分离。

2. 一般处理：①监测运动神经功能、自主神经功能、呼吸功能；②弛缓性四肢瘫痪、快速进展的肌无力、肺活量下降的、延髓麻痹或自主神经不稳的患儿收入 ICU；③保证水分、热量和电解质供应，吞咽困难者予鼻饲；补充 B 族维生素、辅酶 A、神经生长因子等；④尽早对瘫痪肌群进行康复训练。

3. 呼吸肌麻痹的治疗：对呼吸衰竭者，咳嗽无力或者脑神经麻痹导致的咽喉部分泌物积聚者，尽早行气管插管或者气管切开术。

4. 免疫治疗：对于严重的 GBS 建议静脉用免疫球蛋白或血浆置换。①免疫球蛋白：400mg/(kg·d)，每日 1 次，连续使用 5 天。②血浆置换：每次血浆交换量为 30~50mL/kg，在 1~2 周内进行 3~5 次。免疫球蛋白治疗和血浆置换效果相当。

参考文献

1. 胡亚美，江载芳，申昆玲，等．诸福棠实用儿科学．8版．北京：人民卫生出版社，2015.

2. 中华医学会儿科学分会神经学组．儿童社区获得性细菌性脑膜炎诊断与治疗专家共识．中华儿科杂志，2019,57(8):584–591.

3. KNEEN R, MICHAEL B, MENSON E, et al. Management of suspected viral encephalitis in children– Association of British Neurologists and British paediatric Allergy Immunology and Infection Group National Guidelines. J Infect，2012,64(5):449–477.

4. 李晓捷，唐久来，马丙祥，等．脑性瘫痪的定义、诊断标准及临床分型．中华实用儿科临床杂志，2014, 29(19):1520.

5. 中国抗癫痫协会．临床诊疗指南——癫痫病分册（2015修订版）．北京：人民卫生出版社，2015.

6. BÉLANGER S A. Canadian Paediatric Society clinical practice recommendations for children and adolescents with attention–deficit hyperactivity disorder. Paediatr Child Health，2018, 23(7):431–432.

7. 中华医学会医学遗传学分会遗传病临床实践指南撰写组．杜氏进行性肌营养不良的临床实践指南．中华医学遗传学杂志，2020,37(3):258–262.

8. 中华医学会神经病学分会，中华医学会神经病学分会神经肌肉病学组，中华医学会神经病学分会肌电图与临床神经生理学组．中国假肥大型肌营养不良症诊治指南．中华神经科杂志，2016,49(1):17–20.

9. 中华医学会神经病学分会神经免疫学组，中国免疫学会神经免疫学分会．中国重症肌无力诊断和治疗指南2015．中华神经科杂志，2015,48(11):934–940.

10. 中华医学会神经病学分会等．中国吉兰－巴雷综合征诊治指南2019．中华神经科杂志，2019, 52(11):877–882.

蒋丽琼

第八章　内分泌遗传代谢性疾病

第一节　矮　小　症

矮小症是指在相似环境下，身高较正常的同种族、同年龄、同性别人群身高均值低 2 个标准差（Standard Deviation，SD）（−2SD）以下或低于第 3 百分位以下。矮小症的病因众多，需仔细甄别。

【主要临床表现】身材矮小伴或不伴发育延迟，分匀称性矮小（上下部量比例正常）和非匀称性矮小（上部量大于下部量）。病史着重关注出生分娩史、生长发育、智力运动发育、父母青春发育、家族成员身高和既往疾病史。体格检查关注当前身高、体重、特殊面容、毛发、皮肤、性发育分期以及全身各系统检查，关注脊柱、四肢形态。

【需鉴别的疾病】①生长激素缺乏症、甲状腺功能减退症、皮质醇增多症、性早熟（成年身材矮小）等内分泌性疾病；②宫内感染、小于胎龄等宫内生长迟缓致生后持续矮小；③黏多糖、糖原累积等先天性代谢缺陷病；④软骨发育不良、成骨不全等先天性遗传性骨病；⑤唐氏综合征、Turner 综合征、Prader–Willi 综合征、Noonan 综合征等与染色体缺陷、基因突变等相关的综合征；⑥严重先天性心脏病、哮喘、肝病、肾病等慢性全身性疾病；⑦社会心理性矮小。

【处理要点】

1. 辅助检查：血尿粪三大常规、肝肾糖脂、甲状腺功能、类胰岛素生长因子 −1 和结合球蛋白 −3、骨龄及染色体（女孩）等检查。

2. 身高偏矮者，以调整饮食结构、改善营养、合理运动、改善睡眠等生活方式干预为主，观察生长速率 3 ~ 6 个月后复查。

3. 达到矮小标准时转诊至儿童内分泌专科或生长发育专科。

第二节 性早熟

性早熟是指女孩在 8 岁前、男孩在 9 岁前呈现性发育征象或者女孩在 10 岁前月经初潮。性早熟影响儿童的正常生长发育和社会心理健康。性早熟可分为中枢性（促性腺激素依赖性）、外周性（非促性腺激素依赖性）和不完全性性早熟。

【主要临床表现】第二性征出现的年龄提前，需关注是否呈进行性、有无生长加速、有无甲状腺功能减退和神经系统障碍等表现，是否有接触外源性性激素情况，以及家族成员发育、身高等情况。体格检查着重关注生长发育指标的测量和性发育的分期；男性睾丸与阴茎的发育是否协调；皮肤色素沉着；多毛；视觉损伤、视野缺损及神经系统体征。

【需鉴别的疾病】①中枢性性早熟；②外周性性早熟；③不完全性性早熟；④先天性肾上腺皮质增生症；⑤ McCune-Albright 综合征等。

【处理要点】

1. 辅助检查：生殖激素、甲状腺功能、hCG/AFP、骨龄和性腺 B 超等。

2. 一般处理：注意调整饮食结构、控制体重，监测性发育和生长速率等。

3. 专科处理：①单纯乳房早发育，乳房硬结明显者可服大补阴丸 6g/ 次，每日 2 次或逍遥丸 8 颗，每天 2 次；疗程 1~3 个月。②伴有生长加速、骨龄提前 1 年以上者，疑似中枢性性早熟者转诊至儿童内分泌专科或者生长发育专科门诊。③有明确外源性性激素摄入者（如有明确的误服避孕药）应停止性激素摄入，门诊定期复诊观察。④其他不明原因的外周性性早熟转诊至儿童内分泌专科或者生长发育专科门诊。

第三节　甲状腺疾病

儿童甲状腺疾病是指各种因素累及甲状腺的一大类疾病。常见的儿童甲状腺疾病有甲状腺功能减退症（甲减）、甲状腺功能亢进症（甲亢）、甲状腺结节、亚急性甲状腺炎和甲状腺肿瘤等。

【主要临床表现】①甲减的主要表现：生长迟缓、身材矮小、学习成绩下降、倦怠、嗜睡、怕冷、便秘、皮肤干燥、毛发脆弱、面部浮肿以及肌肉酸痛等低代谢症候群。

②甲亢的主要表现：食欲正常或增加时仍出现体重减轻、多动、注意力不集中、焦虑、情绪不稳、震颤、心悸、怕热、多汗等高代谢症候群。

③注意甲状腺有无肿大，结节大小、质地、活动度，有无突眼及程度，浮肿、心率等重要体征。

【需鉴别的疾病】①甲状腺功能亢进：Grave's病、毒性单结节性甲状腺肿（毒性甲状腺腺瘤）、桥本性甲亢等；②甲状腺功能减退：原发性甲减（如先天性甲减）、继发性甲减（如垂体性甲减）、外周性甲减（甲状腺激素抵抗）、获得性甲减（如桥本甲状腺炎）等；③亚急性甲状腺炎；④甲状腺结节；⑤甲状腺癌。

【处理要点】

1. 辅助检查：甲状腺功能，甲状腺过氧化物酶抗体（TPO-Ab）、促甲状腺激素受体抗体（TR-Ab），肝肾脂槽，血常规，甲状腺B超、心电图。

2. 一般处理：甲亢患者需要忌碘饮食。

3. 抗甲状腺药物治疗：用于甲状腺功能亢进症，注意肝损、粒细胞减少及过敏反应。①甲巯咪唑：0.5～1mg/(kg·d)，每日1次给药或分2次给药；②丙基硫氧嘧啶：5～10mg/(kg·d)，每日分3次给药；③有心悸患者加用β受体阻滞剂：普萘洛尔片0.5～2.0mg/(kg·d)，分3～4次给药或者阿替洛尔1.0～2.0mg/(kg·d)，每日1次。

4. 左旋甲状腺素：用于甲状腺功能减退者的甲状腺素替代治疗。优甲乐片：新生儿10～15μg/(kg·d)；1～3岁：4～6μg/(kg·d)；3～10岁：3～5μg/(kg·d)；10～16岁：2～4μg/(kg·d)；晨起空腹顿服。

5. 甲状腺结节直径≥1cm或者直径虽＜1cm但伴有电离辐射暴露史等相关危险因素者转诊至甲状腺外科。

第四节　甲状旁腺疾病

甲状旁腺主细胞分泌的甲状旁腺激素（Parathyroid Hormone，PTH）是维持人体钙、磷代谢动态平衡的重要激素之一。甲状旁腺疾病可导致钙磷代谢异常，临床常见有以低钙血症为表现的甲状旁腺功能减退和以高钙血症为表现的甲状旁腺功能亢进症。

【主要临床表现】

1. 甲状旁腺功能减退症：口周麻木、手足感觉异常以及肌肉痉挛，重则手足痉挛、喉痉挛并有局灶性或全身性抽搐等急性低钙血症表现，以及乏力、高度易激惹、焦虑和抑郁等非特异性表现；慢性者基底节钙化、白内障、牙齿异常等。

2. 甲状旁腺功能亢进症：主要为高钙血症，无症状或诉非特异性症状，如便秘、乏力及多尿、烦渴、厌食、心动过缓、心律不齐、注意力不集中、抑郁、意识模糊、木僵以及昏迷等。

3. 病史中要详细询问家族史，体格检查中应关注体形（圆脸）、皮肤、指趾长短等慢性甲状旁腺功能减退症（假性甲旁减）表现。

【需鉴别的疾病】①原发性甲状旁腺功能减退症；②假性甲旁减；③低镁血症；④佝偻病；⑤慢性肾病；⑥DiGeorge综合征；⑦自身免疫性多腺体病；⑧维生素D过多；⑨恶性肿瘤、甲状旁腺肿瘤。

【处理要点】

1. 辅助检查：尿常规、肝肾功能、血清钙（游离钙）、磷、镁、血气分析、24小时尿电解质、25-羟维生素 D_3、甲状旁腺素、心电图、甲状腺 B 超、泌尿系 B 超。

2. 甲旁减的药物治疗：①补充元素钙，每日摄入钙元素 25 ~ 50mg/kg，分次服用；紧急处理，静脉给予 10% 葡萄糖酸钙针 2m/kg，缓慢输注 > 10 分钟；②骨化三醇：婴儿 0.04 ~ 0.08 μg/(kg·d)，年龄 >1 岁儿童初始剂量 0.25 μg/d。骨化三醇剂量可每 2 ~ 4 周增加 0.25 μg，以维持血清钙处于正常低值并避免高钙尿症。

3. 原发性甲旁亢者常需甲状旁腺手术切除，故建议转内分泌科或甲状腺外科进一步诊治。

第五节 肾上腺疾病

肾上腺由皮质和髓质两个功能区组成，肾上腺皮质主要分泌盐皮质激素、糖皮质激素和性类固醇激素，髓质主要合成和分泌儿茶酚胺，调节机体对应激的交感反应。根据不同的病因，临床表现为肾上腺皮质功能减退或亢进的不同。

【主要临床表现】糖皮质激素缺乏：乏力、无力、恶心、空腹低血糖、皮肤色素沉着等；盐皮质激素缺乏：头晕、厌食、嗜盐、体重下降、脱水、低血压和低钠、高钾等；肾上腺雄激素缺乏：腋毛、阴毛减少，男性性分化异常等；雄激素过多：生长加速、阴毛早现、阴蒂肥大、阴茎增长、女性性分化异常等；皮质醇增多：向心性肥胖、满月脸、高血压、高血糖等。

【需鉴别的疾病】①先天性肾上腺皮质增生症；②原发性肾上腺皮质功能减退症；③原发性肾上腺皮质功能亢进症；④库欣综合征；⑤肾上腺肿瘤。

【处理要点】

1. 辅助检查：血清 ACTH（8am）、皮质醇（8am，4pm）、电解质、血气分析、血清硫酸脱氢表雄酮、17-OHP、染色体核型、肾上腺 CT 或MRI。

2. 肾上腺功能减退者主要是激素替代治疗。①糖皮质激素：醋酸氢化可的松片 7 ~ 10mg/(m² · d) 分 2 ~ 3 次口服。②盐皮质激素：适合于先天性肾上腺皮质增生症失盐型，氟氢可的松 0.05 ~ 0.1mg，口服，每日 1 次。③婴儿补充钠盐每日 1g：10% 氯化钠 10mL，分次口服。

3. 疑似肾上腺皮质功能亢进、库欣综合征、肾上腺肿瘤者，收住专科病区进一步诊治。

第六节　糖尿病

儿童糖尿病是由于胰岛素分泌缺陷和/或其生物作用受损引起的一组以高血糖为特征的代谢性疾病，长期高血糖导致各种组织，特别是眼、肾、心脏、血管、神经的慢性损害及功能障碍。儿童糖尿病以1型糖尿病为主，2型糖尿病、单基因糖尿病亦不少见。

【主要临床表现】严重高血糖时出现典型的多饮、多尿、多食和消瘦"三多一少"症状。当幼儿出现消瘦、纳差、乏力、脱水、腹痛时要注意鉴别糖尿病的可能。肥胖儿童尤其是伴有黑棘皮病时要注意2型糖尿病可能。空腹血糖≥7.0mmol/L，随机血糖或餐后2小时血糖≥11.1mmol/L，要考虑糖尿病可能。

【需鉴别的疾病】①1型糖尿病；②2型糖尿病；③单基因糖尿病；④甲状腺功能亢进；⑤尿崩症；⑥应激性高血糖；⑦自身免疫性多腺体病。

【处理要点】

1. 辅助检查：血糖、空腹胰岛素、空腹血清C肽、糖化血红蛋白、肝肾血脂电解质、血气分析、尿常规、血酮体、甲状腺功能及相关抗体、糖尿病相关抗体（谷氨酸脱羧酶抗体（Glutamic acid decarboxylase antibody, GAD抗体）、胰岛素自身抗体（Insulin autoantibody, IAA抗体））。

2. 糖尿病"五架马车"综合治疗：饮食合理、运动适量、血糖监测、胰岛素替代治疗和健康教育。

3. 常用儿童降糖药：①1型糖尿病：选择合适的胰岛素，种类有诺和锐、优泌乐等速效胰岛素类似物，诺和灵N、优泌林等短效胰岛素，中性鱼精蛋白锌胰岛素（Neutral Protamine Hagedorn, NPH）以及甘精胰岛素、地特胰岛素等基础长效胰岛素类似物；各种速效–中效/短效–中效预混胰岛素；②2型糖尿病：二甲双胍（格华止）适合10岁及以上儿童，起始剂量为一次250mg，一日2次，餐中口服。可逐步增加剂量，每周增加500mg，直到4周后达500mg，一日3次；最大日剂量2000mg。③磺酰脲类：用于治疗ABCC8或KCNJ11突变导致的新生儿糖尿病，从小剂量开始，逐渐达到2.5mg/(kg·d)。

4. 糖尿病初发者，收住内分泌病房进行诊治。

第七节　低血糖

低血糖的定义有较大争议，一般认为新生儿血糖 < 2.2mmol/L（40mg/dL），年长儿血糖 < 2.8mmol/L（50mg/dL）可诊断为低血糖，可伴或不伴临床症状。

【主要临床表现】婴儿低血糖常无特异性，可表现为易激惹、嗜睡、颤动、喂养困难、发绀、呼吸急促、低体温等症状；儿童可出现出汗、无力、心动过速、紧张、饥饿感等自主神经症状，重者可出现嗜睡、易激惹、意识模糊、惊厥或昏迷等神经低血糖症。病史中注意低血糖与进餐的关系，生长发育情况及家族遗传史，体检中注意是否有肝脾肿大，皮肤色素沉着等。

【需鉴别的疾病】①糖储备不足或葡萄糖产生减少：小于胎龄儿、早产儿、饥饿、喂养不当等；②高胰岛素血症：糖尿病母亲的婴儿、巨大儿、胰岛细胞瘤、胰岛细胞增生等；③遗传代谢性疾病：糖原累积病、半乳糖血症、果糖不耐受、枫糖尿病、甲基丙二酸血症、瑞氏综合征等；④生长激素缺乏症、全垂体激素缺乏、甲低等内分泌疾病。

【处理要点】

1. 辅助检查：开始治疗前抽血证实低血糖并送生化检测（胰岛素、C肽、酮体、乳酸、血氨、肝肾功能电解质、生长激素、皮质醇、甲功等），查尿常规、尿酮体、胰腺 MRI、腹部 B 超。

2. 紧急处理：①神志清醒者，口服能快速吸收的碳水化合物（葡萄糖、蜂蜜等）10 ~ 20g（0.2g/kg），10 ~ 15分评估后可重复，30分钟内无改善的可静脉补糖。②神志改变者或不能口服者，静脉补糖。10% 葡萄糖 1 ~ 2mL/kg（0.1 ~ 0.2g/kg，一次最大量25g）静推；首次剂量后，按6 ~ 8mg/(kg·min)的速度输注葡萄糖以维持血糖浓度。③顽固性持续低血糖者，氢化可的松 5 ~ 10mg/(kg·d)静滴至低血糖症状消失，血糖维持正常24 ~ 48 小时。

3. 转内分泌科进一步查明低血糖原因。

第八节 肥胖症

肥胖是由于能量代谢失衡、摄食过多和 / 或耗能不足所导致机体脂肪容量增多的状态，常伴有不同程度的糖脂代谢异常、高胰岛素血症、胰岛素抵抗，是 2 型糖尿病和心血管疾病的重要危险因素。

【主要临床表现】体型胖，常用 BMI 指数来评估，BMI 等于体重（以千克计）/ 身高（以米计）的平方，BMI ≥同年龄同性别人群的第 95 百分位数为肥胖，腰围身高比女孩≥ 0.46、男孩≥ 0.48 为中心性肥胖。询问肥胖发生的年龄、病程、饮食及运动等生活习惯；是否有多饮多尿及近期体重下降及运动智力发育情况；家族中肥胖及糖尿病史；体检关注有无颈部和腋下黑棘皮、腹部紫纹、库欣面容、指趾畸形、隐睾、隐匿阴茎等，评估性发育。

【需鉴别的疾病】①单纯性肥胖；② 2 型糖尿病；③代谢综合征；④非酒精性脂肪肝病；⑤库欣综合征；⑥ Prader– Willi 综合征；⑦劳－蒙－毕综合征；⑧甲状腺功能减退。

【处理要点】

1. 辅助检查：肝肾脂糖电解质、空腹胰岛素、糖化血红蛋白、ACTH+皮质醇（8am）、甲状腺功能、24 小时尿游离皮质醇、生殖激素、肝胆 B 超、盆腔 B 超或睾丸 B 超等。

2. 体重管理目标：2 ~ 11 岁伴合并症的肥胖儿童，每月体重下降最多 0.45kg；伴合并症的肥胖青少年每周体重下降不超过 0.9kg。饮食管理：通过重点关注饮食行为，达到长期改善患者摄入的脂肪及碳水化合物的质和量的目的；运动管理：减少久坐行为和增加体力活动等以改善运动能力，每日至少运动 60 分钟；改善睡眠，必须避免睡眠不足或睡眠中断的情况。

3. 转诊指征：重度肥胖症、肥胖合并黑棘皮病、高血压、糖脂代谢异常者转内分泌专科门诊。

第九节 尿崩症

尿崩症是一种以多尿为主要临床表现的功能失常，其原因为抗利尿激素（Antidiuretic Hormone，ADH）分泌减少（中枢性尿崩症）或肾脏对ADH作用产生抵抗（肾性尿崩症）导致集合管水重吸收减少。儿童尿量每日总量超过 400+（年龄 –1）×100（毫升）为多尿，同时伴有低比重尿，则为尿崩症。

【主要临床表现】多饮、多尿、尿色清，烦渴、喜冷饮，消瘦、乏力。关注多尿出现时间，有无头痛、视野改变等神经系统症状和体征；脑部外科手术史、创伤史以及放化疗史；家庭生活环境等变化导致的精神心理问题。

【需鉴别的疾病】①精神性烦渴（习惯性多饮）；②中枢性尿崩症；③肾性尿崩症；④Wolfram 综合征；⑤朗格汉斯细胞组织细胞增生症；⑥脑部原发肿瘤或继发肿瘤（白血病、淋巴瘤等）。

【处理要点】

1. 辅助检查：血尿常规、尿比重、糖化血红蛋白、肝肾糖脂电解质、血尿渗透压、血气分析、泌尿系 B 超、鞍区 MRI 等。

2. 计 24 小时尿量，评估是否多尿。

3. 一般治疗：渴感正常的应充分饮水，肾性尿崩症应用低盐低蛋白膳食。

4. 治疗基础疾病。

5. 药物治疗：①中枢性尿崩症：去氨加压素；②肾性尿崩症：氢氯噻嗪或吲哚美辛。

6. 疑似或明确多尿者转内分泌专科治疗。

第十节　常见先天性遗传代谢病

先天性遗传代谢病（Inborn Errors of Metabolism，IEM）是因某种酶或其辅因子缺如或异常，引起特定代谢物蓄积或缺乏引起的一类遗传病，大多为常染色体隐性遗传。

【主要临床表现】IEM 的临床表现可涉及所有系统，以神经系统和消化道表现最常见，急性或慢性起病。急性征象包括：发作性呕吐伴脱水或休克、嗜睡和昏迷、横纹肌溶解、癫痫发作，以及婴儿猝死综合征或明显危及生命事件以及与轻微疾病、应激或长期禁食相关的低血糖。慢性征象包括：生长迟缓、发育迟缓或倒退、肝脾肿大、心肌病、痉挛性双瘫等。体格检查中应注意生长发育、黄疸、肝脾肿大、特殊气味、容貌怪异、眼部异常、耳聋、皮肤毛发异常及神经系统体征。重视家族类似疾病史。

【常见的遗传代谢性疾病】大分子类：①溶酶体贮积症：戈谢病、法布里病、黏多糖病等；②线粒体病：母系遗传 Leigh 综合征、线粒体疾病等。小分子类：①糖代谢缺陷：半乳糖血症、糖原累积病等；②氨基酸代谢缺陷：苯丙酮尿症、甲基苯二酸血症、酪氨酸血症等；③脂类代谢缺陷：肾上腺脑白质营养不良、尼曼匹克病、戈谢病、神经节苷脂病等；④金属代谢病：肝豆状核变性、Menkes 病等。

【处理要点】

1. 辅助检查：血尿常规、血气分析、肝肾脂糖电解质、血氨、血尿遗传代谢病筛查、腹部 B 超、心脏超声、胸片等。

2. 处理原则：减少代谢缺陷造成的毒性物质蓄积、补充正常需要物质、酶或进行基因治疗。大多数遗传代谢病以饮食治疗为主，部分疾患可通过维生素、辅酶等进行治疗。

3. 常用药物：①肉碱缺乏症：左卡尼汀 100 ～ 300mg/(kg·d)，分 3 次口服或静脉滴注；维持剂量 50 ～ 100mg/(kg·d)；②肝豆状核变性：青霉胺 10 ～ 30mg/(kg·d)，分 2 ～ 3 次口服，从小剂量开始，每周增加 5mg/kg；③维生素 B_1 缺乏症：维生素 B_1（硫胺素）：10 ～ 1000mg/(kg·d)，分 2 ～ 3 次口服；④糖原贮积症：生玉米淀粉混悬液：每次婴儿 1.6g/kg，每 4 小时一次；随年龄增长，逐渐增至每次 1.75 ～ 2.5g/kg，每 6 小时一次。

参考文献

1. 颜纯, 王慕逖. 小儿内分泌学.2 版. 北京: 人民卫生出版社, 2006.

2. 中华医学会儿科学分会内分泌遗传代谢学组. 矮身材儿童诊治指南. 中华儿科杂志, 2008,46:428-430.

3. 中华医学会儿科学分会内分泌遗传代谢学组. 中枢性早熟诊断与治疗共识（2015）. 中华儿科杂志, 2015,53(6):412-418.

4. 倪鑫, 王生才, 邰隽, 等. 儿童甲状腺结节及分化型甲状腺癌指南解读及进展回顾. 中华耳鼻喉头颈外科杂志, 2019,54(12):954-958.

5. 中华医学会儿科学分会内分泌遗传代谢学组. 儿童青少年 2 型糖尿病诊治中国专家共识. 中华儿科杂志, 2017,55(6):404-410.

6. 中华医学会儿科学分会内分泌遗传代谢学组. 儿童单基因糖尿病临床诊断与治疗专家共识. 中华儿科杂志, 2019,57(7):508-514.

7. DAVIS M M, GANCE-CLEVELAND B, HASSINK S, et al. Recommendations for prevention of childhood obesity. Pediatrics, 2007,120 (4):S229.

8. WEINER D L. Metabolic emergencies. In: Textbook of pediatric emergency medicine. 5th ed. Philadelphia, 2006:1193.

王春林

第九章 结缔组织疾病

第一节 风湿热

风湿热是继发于 A 组 β 溶血性链球菌性咽峡炎的迟发免疫性炎症反应，病变主要累及心脏和关节，脑、皮肤、浆膜、血管等均可受累，以心脏损害最为严重且多见。最常见为 5~15 岁儿童与青少年，3 岁以内婴幼儿极为少见。

【主要临床表现】发病前 1~5 周有咽炎、扁桃体炎、感冒等短期发热或猩红热的病史。一般症状包括发热、头痛、疲倦、不适、食欲减退、体重减轻、面色苍白、多汗、鼻出血。可有腹痛，严重者可误诊为急性阑尾炎。发热的热型不规则且多为低热，持续约 3~4 周。根据 Jones 标准，风湿热的 5 项主要临床表现为：游走性关节炎、心脏炎和瓣膜炎、舞蹈症、环形红斑和皮下结节。4 项次要临床表现为：关节痛、发热、急相反应蛋白增高、心电图 PR 间期延长。

【需鉴别的疾病】①幼年特发性关节炎、系统性红斑狼疮、反应性关节炎等；②病毒性心肌炎、感染性心内膜炎等；③ Wilson 病、抽动障碍、家族性舞蹈病等；④良性非风湿性皮下小结。

【处理要点】

1. 辅助检查：血常规、CRP、血沉、抗链球菌溶菌素 "O"（Anti-Streptolysin O，ASO）、咽拭子培养、心电图、心超等。

2. 一般处理：休息及控制活动量，心脏炎者应卧床休息 2~3 个月；进易消化和富有蛋白质、维生素 C 的食物，充血性心力衰竭者需适当限制盐及水分。

3. 控制链球菌感染：①肌肉注射青霉素 80 万 U，每日 2 次，疗程 10~14 天；②1 次肌肉注射长效青霉素 120 万 U；③青霉素过敏者选用头孢菌素或克林霉素。

4. 治疗关节炎：非甾体类抗炎药，如阿司匹林 80~100mg/(kg·d)，最大量 3g/d，分 3 次口服，2 周后逐渐减量，疗程 4~8 周。或者萘普生：2 岁以上儿童，一日 10~20mg/kg，分 2 次给药，每 12 小时 1 次，最大剂量 1000mg/d。

5. 治疗心脏炎：目前不推荐使用非甾体类抗炎药（Nonsteroidal Anti

Inflammatory Drugs，NSAID）、糖皮质激素、静脉注射用人免疫球蛋白（Intravenous Immunoglobulin Gamma，IVIG）治疗无关节症状的心脏炎，重度心脏炎（显著心脏扩大、心力衰竭、Ⅲ度房室传导阻滞）按心力衰竭治疗，伴急性心力衰竭者糖皮质激素可能有用。对出现瓣叶破裂或腱索断裂的，或者瓣膜重度病变导致心力衰竭无法通过内科治疗的，可能需要做瓣膜手术。

第二节　系统性红斑狼疮

系统性红斑狼疮（Systemic Lupus Erythematosus，SLE）是一种侵犯多系统和多脏器的全身结缔组织的自身免疫性疾病。患儿体内存在多种自身抗体和其他免疫学改变。儿童 SLE 的预后远比成人严重，不积极治疗会危及生命。5 岁以下发病较少，青春期明显增多，男女患病比例约为 1∶4.3。

【主要临床表现】特点为多器官、多脏器损害，临床表现多样，首发症状各异。除少数病例呈急性起病外，早期表现多为非特异性的全身症状，如发热尤以低热常见，全身不适、乏力、体重减轻、关节酸痛等；也可以是某一系统或某一器官的征象为早期表现，如皮疹、雷诺现象、口腔溃疡、脱发、淋巴结肿大、贫血、紫癜等；也可能以某一项或几项实验室指标异常为早期表现，如蛋白尿或血尿、不明原因血沉增快、γ 球蛋白增高、肝功能异常、心电图异常等。上述某一特殊表现可以单独存在持续数月或数年。

【需鉴别的疾病】①其他风湿性疾病如幼年类风湿性关节炎、皮肌炎、硬皮病等；②细菌或病毒感染、各种类型的肾脏病、慢性活动性肝炎等；③血液病如血小板减少性紫癜、溶血性贫血等。

【处理要点】

1. 辅助检查：血常规、尿常规、CRP、血沉、免疫球蛋白 + 补体、抗核抗体系列，其中抗 dsDNA 抗体及抗 Sm 抗体有高度特异性。

2. 一般处理：急性期应卧床休息，加强营养，避免日光暴晒。缓解期应逐步恢复日常活动和学习，但避免过劳。积极防止感染，避免服用诱发狼疮的药物。局部皮肤损害可涂抹泼尼松软膏。控制高血压。

3. 常用药物：①非甾体类抗炎药，肠溶阿司匹林，每天 60~90mg/kg，分 4~6 次口服，合并肾脏损害者慎用；②羟氯喹：4~6mg/(kg·d)，分 1~2 次口服；③糖皮质激素，根据病情的严重程度决定剂量，稳定后可逐渐减量，至小剂量长期维持；④免疫抑制剂：环磷酰胺、吗替麦考酚酯、甲氨蝶呤、来氟米特、环孢素 A、硫唑嘌呤等；⑤靶向生物制剂：包括针对 B 细胞和 T 细胞的靶向治疗、抗补体治疗；⑥造血干细胞移植；⑦免疫吸附治疗。

第三节　幼年类风湿性关节炎

幼年类风湿性关节炎（Juvenile Rheumatoid Arthritis，JIA）是儿童时期常见的结缔组织疾病，以慢性关节滑膜炎为主要特征，伴有全身多系统受累，是小儿时期残疾或失明的重要原因。JIA 于 16 岁以前发病，1~3 岁幼儿高发，女童更多见；男童发病年龄跨度大，发病高峰在 8~10 岁。JIA 是一组异质性疾病，各亚型临床表现、实验室检查、诊断及治疗均不完全相同。

【主要临床表现】①全身型 JIA：弛张热持续时间超过 2 周，合并以下症状之一：短暂、非固定的皮疹，淋巴结肿大、肝脾肿大或多浆膜炎。②多关节型：发热最初 6 个月有 5 个关节受累，多为对称性，大小关节均可受累，分类风湿因子阴性及阳性。③少关节型：发热最初 6 个月有 1~4 个关节受累，多为大关节受累，常为非对称性，分持续型少关节型及扩展型少关节型。④银屑病性关节炎：1 个或多个关节炎合并银屑病。⑤与附着点炎症相关的关节炎：以骶髂关节、脊柱和四肢大关节的慢性炎症为主，本型人类白细胞抗原 –B27（Human Leukocyte Antigen–B27，HLA–B27）阳性者占 90%，多有家族史。

【需鉴别的疾病】①全身感染：败血症、结核、病毒感染等；②恶性疾病：白血病、淋巴瘤、恶性组织细胞病、其他恶性肿瘤；③关节受累疾病：风湿热、化脓性关节炎、关节结核、创伤性关节炎等；④其他风湿免疫性疾病：SLE、过敏性紫癜、川崎病等；⑤其他：脊髓肿瘤、腰椎感染、先天性髋关节病变等。

【处理要点】

1. 辅助检查：血常规、CRP、血沉、细胞因子、类风湿因子、抗核抗体、关节 X 线检查、定期裂隙灯检查等。

2. 一般处理：除急性发热外，鼓励患儿适当活动。

3. 药物治疗：①非甾体类抗炎药：肠溶阿司匹林，病情缓解后逐渐减量，以最小临床有效剂量维持，持续数月至数年。②羟氯喹，二线药物，剂量见上一节；硫氮磺吡啶 50mg/(kg·d)。③糖皮质激素：可减轻 JIA 关节炎症状，但不能阻止关节破坏。④免疫抑制剂：甲氨蝶呤 10mg/m², 每周 1 次顿服；其他如环孢素 A、环磷酰胺、来氟米特、雷公藤多苷等。⑤中药制剂。

4. 理疗：防止或纠正关节残疾。

第四节 过敏性紫癜

过敏性紫癜又称亨–舒综合征，是以小血管炎为主要病变的系统性血管炎。多发生于 2~10 岁儿童，男孩多于女孩。

【主要临床表现】多数患儿在发病前 1~3 周有上呼吸道感染史，可伴有低热、食欲不振、乏力等症状。多为急性起病，各种症状可有不同组合，出现先后不一，首发症状以皮肤紫癜为主，少数病例以腹痛、关节炎或肾脏症状首先出现。①皮肤紫癜：可反复出现，多见于四肢及臀部，对称分布，伸侧较多，分批出现。②胃肠道症状：约见于 2/3 病例，以阵发性剧烈腹痛为主，可伴呕吐，呕血少见。③关节症状：约 1/3 病例可出现膝、踝、肘、腕等大关节肿痛，活动受限，部分关节腔有浆液性积液，但一般无出血，可在数日内消失，不留后遗症。④肾脏症状：30%~50% 病例有肾脏损害，多发生于起病 1 个月内，亦可在病程更晚期于其他症状消失后发生。

【需鉴别的疾病】①特发性血小板减少性紫癜；②风湿性关节炎；③败血症；④其他肾脏疾病；⑤外科急腹症等。

【处理要点】

1. 辅助检查：血、尿、粪常规＋隐血、CRP、血沉、免疫球蛋白＋补体、类风湿因子、抗核抗体、凝血功能、腹部超声检查等。

2. 一般处理：急性期卧床休息，注意液量、营养，保持电解质平衡。积极寻找和去除致病因素，如控制感染，补充维生素。

3. 对症治疗：有荨麻疹或血管神经性水肿时，应用抗组胺药物和钙剂；腹痛时应用解痉剂，消化道出血时应禁食，应用质子泵抑制剂，必要时输血。

4. 抗血小板凝集药物：阿司匹林 3~5mg/(kg·d)，或 25~50mg，每日 1 次；双嘧达莫，每日 3~5mg/kg，分次服用。

5. 抗凝治疗：肝素每次 0.5~1mg/kg，首日 3 次，次日 2 次，以后每日 1 次，持续 7 天；尿激酶 1000~3000U/(kg·d)，静脉滴注。

6. 糖皮质激素：急性期对腹痛和关节痛可予缓解，泼尼松 1~2 mg/(kg·d)，分次口服或静脉输注，症状缓解后即可停用。

7. 过敏性紫癜肾炎严重病例需收住院治疗。

第五节　川崎病（皮肤黏膜淋巴结综合征）

皮肤黏膜淋巴结综合征又称川崎病，是一种以全身血管炎为主要病变的急性发热出疹性小儿疾病。由于本病可发生严重心血管并发症，未经治疗的患儿发生率达 20%~25%，已取代风湿热成为儿科最常见的后天心脏病。发病年龄以 5 岁以下儿童多见，男女比例为 1.8：1。

【主要临床表现】①发热：多为驰张热或稽留热，持续 7~14 天或更长，抗生素治疗无效。②球结合膜充血：于起病 3~4 天时出现，无脓性分泌物，热退后消散。③唇及口腔表现：唇充血皲裂，口腔黏膜弥漫充血，舌乳头突起、充血，呈草莓舌。④手足症状：急性期手足硬性水肿和掌跖红斑，恢复期指趾末端膜样脱皮，指趾甲有横沟，重者指趾甲可脱落。⑤皮肤表现：多形红斑和猩红热样皮疹，常在第 1 周时出现；可有肛周皮肤发红、脱皮。⑥颈淋巴结肿大：单侧或双侧，坚硬有触痛，但表面无红肿，无化脓。⑦心脏表现：病程 1~6 周可出现心包炎、心肌炎、心内膜炎、心律失常。冠状动脉损害多发生于病程第 2~4 周，但也可发生于恢复期。3 岁以下男孩，血沉、血小板、CRP 明显升高是冠状动脉病变的高危因素。⑧可有间质性肺炎、无菌性脑膜炎、关节炎和消化系统症状。

【需鉴别的疾病】①渗出性多形性红斑；②幼年特发性关节炎全身型；③败血症；④猩红热等。

【处理要点】

1. 辅助检查：血常规、CRP、血沉、肝肾功能、凝血功能、免疫球蛋白＋补体、细胞因子、心电图、胸片、心超、冠状动脉造影、心脏 CT 或 MRI 等。

2. 急性期需住院予静脉输注丙种球蛋白及阿司匹林抗炎治疗等。

3. 恢复期治疗和随访：①抗凝治疗：阿司匹林每日 3~5mg/kg，1 次服用，至血沉、血小板恢复正常，一般在发病后 8~12 周停药；如有冠状动脉病变时，应延长用药时间，直至冠状动脉恢复。②出院后 1 个月、3 个月、6 个月及 1~2 年进行一次全面检查，包括体格检查、心电图、超声心动图等。

参考文献

1. 胡亚美,江载芳,申昆玲,等.诸福棠实用儿科学.8版.北京:人民卫生出版社,2015.

2. 王卫平.儿科学.8版.北京:人民卫生出版社,2014.

3. MCCRINDLE B W, ROWLEY A H, NEWBURGER J W, et al. Diagnosis, treatment, and long-term management of Kawasaki disease: scientific statement for health professionals from the American Heart Association. Circulation,2017,135(17):e927-e999.

4. 中华医学会湿病学分会.风湿热诊断和治疗指南.中华风湿病学杂志,2011,15(7):483-486.

5. 中华医学会儿科学分会免疫学组.儿童系统性红斑狼疮诊疗建议.中华儿科杂志,2011,49(7):506-514.

6. 中华医学会儿科学分会免疫学组.儿童过敏性紫癜循证诊疗建议.中华儿科杂志,2013,51(7):502-507.

朱建芳

第十章　组织细胞病与小儿肿瘤

第一节　朗格罕氏细胞组织细胞增生症

朗格罕氏细胞组织细胞增生症是一组树突状细胞异常增生，临床表现多样，多发于小儿的疾病。

【主要临床表现】一般年龄越小、受累器官越多，病情越重。①勒-雪病：多在1岁以内发病，起病急，病情重，可侵犯全身多个系统器官；有发热、皮疹、肝脾和淋巴结肿大、咳嗽、气促、发绀、贫血、中耳炎、腹泻和营养不良等。②韩-薛-柯病：多见于2~4岁，起病缓慢，主要表现骨质缺损、单侧突眼、尿崩和黄色丘疹等。颅骨缺损最常见，亦可见下颌骨破坏、牙齿松动和脱落、齿槽脓肿，骨盆、肋骨、脊柱、肩胛骨和乳突亦可受累。③骨嗜酸性粒细胞肉芽肿：各年龄组均可发病，多见于4~7岁。骨骼破坏常为单发病灶，以扁平骨较多见，颅骨最常见。多发病灶者可有发热、厌食、体重减轻等，偶有肺嗜酸性粒细胞肉芽肿。

【需鉴别的疾病】①湿疹、脂溢性皮炎；②尤文肉瘤、骨髓炎、白血病、淋巴瘤、幼年黄色肉芽肿；③慢性中耳炎、乳突炎、眶前蜂窝组织炎；④神经母细胞瘤、视母细胞瘤；⑤卡氏肺囊虫肺炎、肺结核；⑥中枢神经系统生殖细胞瘤、下丘脑和垂体的其他病变。

【处理要点】

1. 辅助检查：血常规、骨骼X线、肺部CT、头颅核磁共振、肝脾超声、全身骨显像、骨髓细胞学检查、病理检查等。选择溶骨性病变或皮肤病变进行活检，结合形态学呈现朗格罕氏细胞组织细胞表现以及免疫组化CD1a和CD207阳性和电子显微镜检查发现Birbeck颗粒可明确诊断。

2. 治疗原则：根据不同的受累部位进行分组和分级治疗；合理评估，根据评估结果调整化疗方案；注意控制和预防感染，长期随访；建立多学科合作诊疗模式。

3. 单系统病变（通常是骨骼、淋巴结、皮肤）：一般是良性的，自发缓解率较高；可单纯手术刮除，低剂量放疗；不宜手术刮除的局部病灶，可局部注射糖皮质激素。

4. 多系统病变者：系统性的联合化疗。

5. 其他：积极抗感染，支持治疗，继发尿崩症可用去氨加压素治疗。

第二节　急性白血病

白血病是造血组织中某一血细胞系过度增生，浸润到各组织和器官，从而引起一系列临床表现的恶性血液病，是儿童时期最常见的恶性肿瘤。据调查，我国年龄＜10岁儿童白血病的发生率为3/10万~4/10万，男孩多于女孩。急性白血病占白血病的90%~95%，其中急性淋巴细胞白血病约占2/3。

【主要临床表现】起病一般较急，部分较隐匿，可持续数月。①发热：常为首发症状，热型不定，一般无寒战。②贫血：乏力、苍白、活动后气促等，随病情发展而加重。③出血：皮肤黏膜出血多见，表现为紫癜、瘀斑、鼻衄、齿龈出血、消化道出血和血尿，颅内出血少见。④白血病细胞浸润表现：肝脾和淋巴结肿大；骨、关节疼痛；颅内压增高表现如头痛、呕吐、嗜睡、视乳头水肿等，脑神经麻痹、抽搐、昏迷、偏瘫等；睾丸肿大、触痛，阴囊皮肤可呈红黑色；白血病细胞浸润眼眶、颅骨、胸骨、肋骨或肝、肾、肌肉等，局部呈块状隆起而形成绿色瘤；少数患儿有其他系统浸润。

【需鉴别的疾病】①再生障碍性贫血；②传染性单核细胞增多症；③类白血病反应；④风湿与类风湿关节炎。

【处理要点】

1. 辅助检查：血常规、骨髓常规检查、细胞组织化学染色等。

2. 急性白血病的治疗主要是以化疗为主的综合疗法，其原则是早期诊断、早期治疗；应严格区分白血病的类型，按照类型选用不同的化疗方案和相应的药物剂量；采用早期连续适度化疗和分阶段长期规范治疗的方针。同时要早期防治中枢神经系统白血病和睾丸白血病，注意支持疗法。持续完全缓解2~3年者方可停止治疗。

3. 支持疗法：①防治感染。②成分输血。③集落刺激因子。④高尿酸血症防治，在化疗早期应注意补充水分，口服别嘌呤醇。⑤其他，在治疗过程中，加强营养；有发热、出血时应卧床休息；注意口腔卫生等。

4. 化疗：建议转血液专科制订实施方案。

5. 造血干细胞移植：对具有移植指征患儿，应严格把握移植时机。

第三节　恶性淋巴瘤

淋巴瘤是起源于淋巴结或结外淋巴组织的恶性肿瘤。儿童淋巴瘤包括非霍奇金淋巴瘤（Non-Hodgkins Lymphoma, NHL）和霍奇金淋巴瘤（Hodgkins Lymphoma, HL）。中国儿童患 NHL 的比例远高于西方国家，占儿童淋巴瘤的 80%~85%，尤其是 T 细胞淋巴瘤包括外周 T 细胞淋巴瘤及 EB 病毒相关淋巴瘤。男女患者比例为 4:1。

【主要临床表现】以慢性进行性、无痛的淋巴结肿大为主要表现，以原发于颈部或锁骨上淋巴结多见，逐渐蔓延至邻近淋巴结，然后侵犯肝、脾、骨髓和肺等组织。全身症状可有反复发热、纳差、恶心、盗汗和体重减轻等。部分类型可表现为纵隔肿物，伴有不同程度的气道压迫症状、吞咽困难；伴胸膜侵犯可合并胸腔积液、呼吸困难；压迫上腔静脉可出现颈面部和上肢水肿；侵犯心包可导致心包积液和心包填塞；可出现神经系统转移。

【需鉴别的疾病】①传染性单核细胞增多症；②淋巴结炎；③淋巴结结核；④白血病；⑤神经母细胞瘤；⑥胸腺瘤；⑦恶性肿瘤淋巴结转移；等等。

【处理要点】

1. 辅助检查：血常规、T 细胞亚群、免疫球蛋白＋补体、骨髓穿刺或活检、淋巴结病理组织检查；B 超、增强 CT、PET-CT 等。

2. 恶性淋巴瘤的治疗主要是以多药联合化疗为主，部分病例结合放疗可提高治愈率。但同时也伴发着明显的放、化疗相关的远期毒副作用。

3. 化疗：淋巴瘤的主要治疗手段，由血液专科根据分型制订实施方案。

4. 放疗：对于部分类型淋巴瘤有治疗作用。

5. 外科手术：主要用于诊断取材及肿瘤压迫等急症缓解。

6. 肿瘤溶解综合征的处理：水化（3000~4000mL/m²）、碱化尿液（5% 碳酸氢钠 100~130mL/m²）、利尿（呋塞米每次 0.5~1.0mg/kg）、口服别嘌醇或应用尿酸氧化酶降解血尿酸；纠正电解质紊乱，少尿、无尿、肾衰严重者可行透析。

7. 造血干细胞移植：用于难治或复发病例。

第四节　神经母细胞瘤

神经母细胞瘤是婴幼儿最常见的颅外实体瘤，起病隐匿、恶性度高，易发生骨髓、骨骼和远处器官的转移。多见于 5 岁以下儿童，偶见于较大儿童或成人。

【主要临床表现】全身症状有不规则发热、乏力、贫血、骨痛、头痛、恶心、呕吐、腹泻等；可有儿茶酚胺代谢率增高的症状如发作性多汗、兴奋、心悸、面部潮红、苍白、头痛、高血压、脉速及腹泻等；也可有眼、颈、胸部、后纵隔、脊柱、腹部、骨骼、骨髓及淋巴结、肌肉等部位肿瘤压迫、浸润或转移症状。

此瘤高度恶性，常于短时间内突破包膜，侵入周围组织及器官。瘤体增大可使周围器官发生移位或出现压迫症状。肿瘤转移可发生在任何器官、新生儿及婴儿常见肝及皮肤转移，幼儿常见肝和骨髓及骨转移，特别是颅骨、眼眶、脊柱及长骨转移，罕见肺转移，颅内侵犯硬膜可致颅压升高，脑转移多为终末期表现。

【需鉴别的疾病】①腹膜后肿瘤如肾母细胞瘤、畸胎瘤等；②肝脓肿、肝癌等发热、腹痛、腹部占位疾病；③风湿热、白血病、骨髓炎等发热、全身症状明显疾病。

【处理要点】

1. 辅助检查：血常规，尿香草基杏仁酸，血低密度脂蛋白胆固醇、铁蛋白、神经元特异性烯醇化酶，骨髓涂片，X 线、B 超、CT 或 MRI、PET-CT，同位素骨扫描，遗传学检查如染色体、基因检测等。

2. 神经母细胞瘤的预后与肿瘤的生物学特性，包括病理分型、肿瘤分期、基因状态等密切相关，根据这些危险因素进行分组用以指导治疗。

3. 多学科联合治疗：包括外科、放疗科、移植科以及影像、病理等多学科参与。

参考文献

1. 胡亚美，江载芳，申昆玲，等．诸福棠实用儿科学．8版．北京：人民卫生出版社，2015.

2. 王卫平．儿科学．9版．北京：人民卫生出版社，2018.

3. 中华医学会儿科学分会血液学组．儿童急性淋巴细胞白血病诊疗建议（第四次修订）．中华儿科杂志，2014,52(9):641-644.

4. 中华医学会儿科学分会血液学组，中国抗癌协会儿科专业委员会．儿童非霍奇金淋巴瘤诊疗建议，2011,49(3):186-192.

5. 中国抗癌协会小儿肿瘤专业委员会，中华医学会小儿外科学分会肿瘤外科学组．儿童神经母细胞瘤诊疗专家共识，2015,36(1):3-7.

朱建芳

第十一章　传染病

第一节　流行性感冒

流行性感冒是流感病毒引起的一种急性呼吸道传染病，甲型和乙型流感病毒每年呈季节性流行，其中甲型流感病毒可引起全球大流行。

【主要临床表现】主要以发热、头痛、肌痛和全身不适起病，体温可达 39~40℃，可有畏寒、寒战，多伴全身肌肉和关节酸痛、乏力、食欲减退等全身症状，常有咽喉痛、干咳、眼结膜充血等。乙型流感时恶心、呕吐、腹泻等消化道症状也多见。新生儿可仅表现为嗜睡、拒奶、呼吸暂停等。

【需鉴别的疾病】①普通感冒；②急性咽炎、扁桃体炎、鼻炎和鼻窦炎等其他上呼吸道感染；③流感病毒或其他病原体引起的急性支气管炎、肺炎。

【处理要点】

1. 辅助检查：血常规、CRP、呼吸道标本（咽拭子、鼻拭子、鼻咽或气管抽取物、痰）中的流感病毒核酸和／或抗原、血生化。

2. 一般处理：应当尽早居家隔离，保持房间通风，佩戴口罩。充分休息，多饮水，饮食应选择易于消化和富有营养的食物。

3. 抗病毒治疗：发病 48 小时内进行抗病毒治疗可减少并发症、降低病死率、缩短住院时间；发病时间超过 48 小时的重症患者依然可从抗病毒治疗中获益。

①奥司他韦（胶囊／颗粒）：用于幼儿及成人。1 岁以下儿童推荐剂量：0~8 月龄，每次 3.0mg/kg，每日 2 次；9~11 月龄，每次 3.5mg/kg，每日 2 次。1 岁及以上年龄儿童推荐剂量：体重不足 15kg 者，每次 30mg，每日 2 次；体重 15~23kg 者，每次 45mg，每日 2 次；体重 23~40kg 者，每次 60mg，每日 2 次；体重大于 40kg 者同成人每次 75mg，每日 2 次。疗程 5 天。

②扎那米韦（吸入喷雾剂）：适用于成人及 7 岁以上青少年。规格：5mg/ 泡（以扎那米韦计），用法：每日 2 次，每次两吸（2×5mg），（间隔 12 小时）连续 5 天，每天的总吸入剂量为 20mg。

③帕拉米韦：适用于重症患者。小于 30 天新生儿 6mg/kg，31~90 天婴

儿 8mg/kg，91 天 ~17 岁儿童 10mg/kg，静脉滴注，每日 1 次，1~5 天。通常情况下建议一次给药；也可以根据病情，连日给药 1~5 天；单次最大剂量为 600mg。

4. 对症处理：对高热者，进行物理降温并合理选用退热药；对咳嗽咳痰严重者，给予止咳祛痰药物。

第二节 麻 疹

麻疹是由麻疹病毒引起的一种急性出疹性呼吸道传染病，具有高度传染性。患者是唯一的传染源，通过呼吸道飞沫传播，冬末初春发病率高，多见于婴幼儿，6个月以下婴儿由于存在来自母体抗体，所以很少发病。

【主要临床表现】典型麻疹分四个期。

1. 潜伏期：大多10~14天，患儿出现低热、精神萎靡等不适。

2. 前驱期：2~4天，表现为发热、卡他症状、眼结合膜充血，于发病后2~3天出现麻疹黏膜斑，为麻疹前驱期的特异性体征。

3. 出疹期：发病后4~5天出疹，持续3~5天，从耳后、发际开始向全身蔓延，最后达手心、足底。皮疹初为淡红色斑丘疹，压之褪色，疹间皮肤正常，继之转为暗红色。

4. 恢复期：一般持续3~4天，按出疹先后顺序依次消退。

【需鉴别的疾病】①风疹；②幼儿急疹；③猩红热。

【处理要点】

1. 辅助检查：血常规，血清特异性IgM和IgG抗体测定，鼻咽部分泌物找多核巨细胞及尿中检测包涵体细胞。

2. 无特殊治疗，主要是对症处理，治疗并发症。

3. 控制传染源：应隔离至出疹后5~6天，合并肺炎者延长至出疹后10天。

第三节　流行性腮腺炎

流行性腮腺炎是由腮腺炎病毒引起的急性呼吸道传染病，冬春季发病多，传染源为患者和隐性感染者，主要通过患者唾液、鼻咽部分泌物传播。

【主要临床表现】潜伏期 14~25 天。起病急，可有发热、头痛、咽痛；1~2 天出现腮腺肿大，初为一侧，继之对侧也出现肿大，以耳垂为中心，并向前、后、下发展；边界不清，局部表面热而不红，有触痛。腮腺导管口在早期常有红肿。颌下腺、舌下腺也可同时受累。常合并有胰腺炎、脑膜炎、睾丸炎等。

【需鉴别的疾病】其他病原（①细菌；②流感病毒；③副流感病毒；④巨细胞病毒等）引起的腮腺炎以及其他原因引起的腮腺肿大。

【处理要点】

1. 血常规、血尿淀粉酶，病毒分离及血清学检查。

2. 本病为自限性疾病，无特殊治疗，以对症处理为主。

3. 可适当应用清热解毒中成药，如蒲地蓝冲剂、板蓝根冲剂等。

4. 隔离患者直至腮腺肿胀完全消退为止。幼儿园和中小学校等集体机构的易感儿应检疫 3 周。

第四节　流行性乙型脑炎

流行性乙型脑炎（简称乙脑）是由乙脑病毒通过蚊虫叮咬而传播的以脑实质炎症为主要病变的急性传染病，多在夏秋季、多蚊地区发病，10岁以下未接种乙脑预防注射的儿童发病率高。

【主要临床表现】潜伏期10~14天，按典型表现可分四期。

1. 初期：毒血症期，1~3天，体温达39~40℃，头痛、恶心、呕吐，多伴嗜睡。

2. 极期：病程3~5天，持续高热，意识障碍、惊厥、抽搐、呼吸衰竭、颅内压升高、脑膜刺激症等其他神经系统症状和体征。

3. 恢复期：体温恢复正常，神经系统症状轻型2~3周逐渐恢复、重型1~6个月逐渐恢复。不能恢复的进入后遗症期。

4. 后遗症期：可有5%~20%患儿有后遗症，神志不清、语言障碍、吞咽困难、瘫痪、精神异常等神经系统残存症状超过6个月。

【需鉴别的疾病】①中毒性菌痢；②脑型疟疾；③结核性脑膜炎；④化脓性脑膜炎；⑤流行性脑脊髓膜炎；⑥其他病毒性脑膜炎及脑炎。

【处理要点】

1. 辅助检查：血常规、CRP、脑脊液、补体结合试验、血凝抑制试验、特异性IgM抗体测定、脑脊液抗体测定、病毒分离、病毒抗原测定。

2. 一般治疗：隔离，观察体温、脉搏、呼吸、血压、神志变化，适当补液但不宜过多。发热期流质饮食，昏迷无呕吐者可鼻饲喂养。

3. 重症者建议转感染病区或传染病医院住院治疗。

4. 恢复期及后遗症治疗：根据症状进行肢体和智力康复训练。

第五节　手足口病

手足口病是由肠道病毒感染引起的一种儿童常见传染病，5 岁以下儿童多发，每年的春末夏初进入高发季。临床表现为发热、口痛、厌食和手足、口腔等部位的疱疹或溃疡。

【主要临床表现】潜伏期多为 2~10 天，平均 3~5 天，可分为 5 期。

1. 出疹期：主要表现为发热，手、足、口、臀等部位出疹。典型皮疹为斑丘疹、丘疹、疱疹，不痛不痒，皮疹恢复时不结痂，不留疤。此期属于普通型，绝大多数在此期痊愈。

2. 神经系统受累期：少数病例可出现神经系统损害，表现为精神差、嗜睡、头痛、呕吐、烦躁、颈项强直。此期为重症病例重型，大多数可痊愈。

3. 心肺功能衰竭前期：表现为心率和呼吸增快、出冷汗、皮肤花斑、血压升高。此期为重症病例危重型。及时识别并正确治疗，是降低病死率的关键。

4. 心肺功能衰竭期：在第 3 期的基础上迅速进入本期。表现为心动过速、呼吸急促、咳粉红色泡沫样痰、血压降低或休克。此期为重症危重型，病死率高。

5. 恢复期：体温恢复正常，神经系统受累症状、心肺功能逐渐恢复。

【需鉴别的疾病】①丘疹性荨麻疹、水痘、幼儿急疹、带状疱疹、风疹、川崎病等其他出疹性疾病；②重症病例需与其他病毒所致脑炎、脑膜炎、肺炎、暴发性心肌炎等相鉴别。

【处理要点】

1. 辅助检查：肠道病毒（CV-A16、EV-A71 等）特异性核酸检查、血常规、CRP、血生化、脑脊液病原学及血清学、胸片、心电图、脑电图等。

2. 一般处理：加强隔离，避免交叉感染，清淡饮食，做好口腔和皮肤护理。

3. 对症治疗：发热、呕吐、腹泻，给予相应处理。

4. 抗病毒治疗：酌情可选用利巴韦林。

5. 重症病例，建议转感染病区或传染病医院住院治疗。

第六节 水 痘

水痘是由水痘－带状疱疹病毒（Varicella-zoster Virus，VZV）初次感染引起的急性传染病，以斑疹、丘疹、疱疹和结痂等皮疹共存为特征；具有较强传染性，以冬春季多见，常呈流行性。

【主要临床表现】潜伏期 14 天左右，出疹前常有数小时至 2 天的前驱期，表现为低热或中度发热，皮疹常先发于头皮、躯干，后延及全身，呈向心性分布，躯干最多。在 1~6 天出疹期内，皮疹相继分批出现，由小红斑丘疹→疱疹→痂疹→脱痂的过程演变，而最后一批产生的皮损只到斑丘疹阶段即消散；在同一部位，同时可见到四种疹。1~2 周痂皮脱落，一般不留瘢痕。

【需鉴别的疾病】①丘疹性荨麻疹；②虫咬性皮炎；③药物和接触性皮炎。

【处理要点】

1. 辅助检查：血常规，疱疹组织刮片，血清抗体测定，病毒分离与鉴定，应用 PCR 法检测 VZV 的 DNA。

2. 一般治疗：主要为休息，保持皮肤清洁，防止继发感染，对症处理，禁用激素，退热不建议应用阿司匹林。尽早隔离患者，直到全部皮疹结痂为止，一般不应少于病后 2 周。

3. 病情较重者，建议转感染病区或传染病医院住院抗病毒治疗。

4. 眼部疱疹以生理盐水稀释 α-干扰素后滴眼，2~3 次 / 日。

第七节　流行性脑脊髓膜炎

　　流行性脑脊髓膜炎（简称流脑）是由脑膜炎双球菌引起的一种急性化脓性脑膜炎，终年可见，但以冬春季为流行高峰。暴发性流脑病情凶险，死亡率较高。但有些患儿感染后仅呈败血症表现。

　　【主要临床表现】潜伏期一般 2~3 天，临床大致分四期：上呼吸道感染期、败血症期、脑膜炎期及恢复期。临床分型：①普通型：最多见，占90%，一般起病急，突发高热、剧烈头痛、频繁呕吐、神萎、烦燥、皮肤有瘀斑，小婴儿症状可不典型。②暴发型：起病更迅速，病势凶险，临床常见有 3 型：败血症休克型、脑膜脑炎型和混合型。③慢性型：由于广泛使用抗生素，此型已少见。

　　【需鉴别的疾病】①结核性脑膜炎；②隐球菌性脑膜炎；中毒型细菌性痢疾；④其他细菌引起的化脓性脑膜炎。

　　【处理要点】

　　1. 辅助检查：血常规，脑脊液检查，细菌学检查，流脑特异性血清免疫学检查，弥散性血管内溶血及纤溶亢进检测。

　　2. 一般需住院抗菌素正规治疗。对暴发型、败血症休克型的治疗与抢救与感染性休克方法一样，注意扩容、纠酸、糖皮质激素以及血管活性药物的使用。

　　3. 早期发现患者就地隔离，隔离至症状消失后 3 天，一般不少于病后 7 天。

第八节　猩红热

猩红热是由 A 族乙型溶血性链球菌引起的急性呼吸道传染病，3~10 岁儿童易发病，冬春季多见，传染源为患儿和带菌者，主要通过呼吸道飞沫传播。

【主要临床表现】潜伏期 2~3 天，特征性表现：发热中毒症状、咽峡炎、全身弥漫性鲜红色皮疹及疹后脱屑。

1. 普通型：典型病例可分 3 期。

①前驱期：起病急，发热（38~40℃）、咽痛、扁桃体红肿、扁桃体腺窝内可见点状或片状脓性分泌物。舌苔为"杨梅舌"、颈及颌下淋巴结肿大。

②出疹期：发热后次日出疹，皮疹从颈、上胸部开始，迅速波及躯干及上肢，最后到下肢。全身皮肤弥漫性发红，其上有高于皮肤的红色细小丘疹，粗糙感，压之褪色，疹间无正常皮肤。前驱期及发疹初期可见"杨梅"样舌。

③恢复期：3~4 天后按皮疹开始顺序相继消退，病程 1 周，轻者有糠样脱皮，重者可大片脱皮。

2. 轻型：表现为低热或不发热，全身症状轻，咽部轻度充血，皮疹少、色淡、不典型，可有少量片状脱皮，整个病程 2~3 天，易被漏诊，近年来多见。由于广泛使用抗生素，轻型增多。

3. 重型：也称中毒型，除高热等症状外，可有头痛、呕吐、嗜睡、烦躁、意识障碍，严重者有中毒性休克、中毒性胃肠炎、中毒性肝炎、关节炎、胆囊积液等。咽部炎症可能不重，皮疹较重，可有较多的出血性皮疹。

4. 脓毒型：可引起各种化脓性并发症和败血症，如化脓性中耳炎、鼻窦炎、乳突炎、颈淋巴结炎等，由于广泛使用抗生素，此型已少见。

【需鉴别的疾病】①麻疹；②风疹；③白喉。

【处理要点】

1. 辅助检查：血常规、尿常规、CRP、咽拭子培养、抗链球菌抗体试验。

2. 抗生素首选青霉素：5 万~10 万 U/kg，重症 20 万 U/kg，疗程 10 天以上。对青霉素过敏可用红霉素或头孢菌素。

3. 对症治疗：高热可用小剂量退热剂，年长儿咽痛可用生理盐水漱口。

4. 明确诊断后隔离 1 周至临床症状消失，咽拭子培养 3 次阴性且无并发症，可解除隔离。

第九节　百日咳

百日咳是由百日咳鲍特杆菌引起的急性呼吸道传染病，婴幼儿多见，全年散发，冬春季高发。患者是唯一的传染源，经飞沫传播，卡他期及痉咳期传染性最强。

【主要临床表现】潜伏期2~21日，多为7~14日；典型临床病程分3期。①卡他期：1~2周，类似于普通感冒，低热、鼻塞、结膜充血、咳嗽等，咳嗽前轻后重，日轻夜重。②痉咳期：一般为2~6周，亦可长达2个月以上，出现典型症状，阵发性痉咳后伴随深长的"鸡鸣"样吸气性吼声，多无发热。此期易出现呼吸暂停、肺炎、气胸等并发症。③恢复期：症状缓解至消失，约2~3周，存在并发症者可迁延数月。

【需鉴别的疾病】①支气管炎、支气管肺炎；②肺门淋巴结结核；③百日咳综合征。

【处理要点】

1. 辅助检查：血常规、CRP、咽拭子病原菌培养、鼻咽分泌物核酸及抗原抗体检测、急性期和恢复期双份血清特异性抗体检测。

2. 一般处理：飞沫隔离，充分休息，多饮水，食用易消化有营养的食物，室温适宜，空气新鲜，小婴儿痉咳严重时须有专人守护。

3. 抗生素治疗：早期应用有效，痉咳期使用不能缩短病程，但可缩短排菌期。可选用：①红霉素30~50mg/(kg·d)，最大量2g/d，口服或静注，14天为一疗程。②阿奇霉素10mg/(kg·d)，口服或静注，5天为一疗程。③罗红霉素5~10mg/(kg·d)，分2次口服，7~10天为一疗程。

4. 对症治疗：维生素K_1或亚硫酸氢钠甲萘醌（K_3）可缓解痉咳，氯丙嗪可减少夜间痉咳，雾化吸入可稀释黏稠痰液。

5. 百日咳免疫球蛋白可用于重症婴幼儿，15mL/kg静脉注射。

6. 积极处理并发症。

附：

百日咳综合征也称类百日咳综合征，是一组由非百日咳鲍特杆菌引起，症状病程与百日咳类似的综合征。常见病原体包括腺病毒、呼吸道合胞病毒、副百日咳杆菌、副流感病毒、肺炎支原体等，鉴别依靠病原学、血清学检查。

第十节　伤寒和副伤寒

伤寒是由伤寒杆菌引起的急性消化道传染病，全年散发，夏秋季多见，患者和带菌者为传染源，主要经粪-口途径传播，感染后可获终身免疫。副伤寒分别由甲、乙、丙型副伤寒沙门菌引起，其流行病学与伤寒相似，发病率较低。

【主要临床表现】学龄期儿童表现接近成人，持续高热、相对脉缓、食欲不振、表情淡漠、嗜睡、烦躁、腹痛、腹胀、便秘、鼻出血等全身中毒症状、玫瑰疹及肝、脾肿大等，严重者可出现肠出血、肠穿孔等合并症；小年龄患儿大多病情较轻，热程较短，热型不规则，呼吸道感染症状多见，肠道并发症少。副伤寒甲、乙型的症状与伤寒相似但较轻，丙型临床表现较复杂，除轻症伤寒外，还可见急性胃肠炎、脓毒血症等表现。

【需鉴别的疾病】①其他沙门菌感染；②败血症；③传染性单核细胞增多症；④类风湿关节炎全身型；⑤风湿热；⑥粟粒型肺结核；⑦恶性组织细胞病。

【处理要点】

1. 辅助检查：血常规、病原菌培养、肥达氏反应。

2. 一般处理：严格隔离消毒，卧床休息，进易消化少渣半流质或软食，加强皮肤口腔护理，保持大便通畅，适当进行支持治疗。

3. 病原治疗：抗生素疗程一般 2 周，并发脑炎者 4 周，并发骨髓炎者 4~6 周。

①第三代头孢菌素疗效较好，复发少，可选用：头孢哌酮 50~200mg/(kg·d)，分 2~3 次静注；头孢曲松 20~80mg/(kg·d)，每日 1 次静注。

②喹诺酮类：氧氟沙星 10~15mg/(kg·d)，每 12 小时口服 1 次；环丙沙星 10～15mg/(kg·d)，分 2 次口服；伊诺沙星 10~15mg/(kg·d)，每 12 小时口服 1 次。此类药物儿童慎用，临床应用中需权衡利弊、予家长充分沟通。

③酌情选用氨苄西林、复方新诺明等。

4. 并发症处理：肠出血时禁食止血；肠穿孔时禁食、胃肠减压、予外科手术，有迁移性脓肿者行手术切开引流。

5. 对症处理：高热时使用退热药，剂量略低于常用量以避免出汗过多发生虚脱，有明显吐泻者须注意水和电解质平衡，中毒症状严重者酌情使用肾上腺皮质激素。

第十一节 细菌性痢疾

细菌性痢疾简称菌痢，是由痢疾杆菌引起的肠道传染病。全年散发，夏秋季高发，患者和带菌者是传染源，主要经粪－口途径传播。

[**主要临床表现**]潜伏期数小时至 8 天，多为 1~3 天。

1. **急性菌痢**：急性起病，高热，腹泻，大便每日十次至数十次，初为稀便，迅速转变为黏液脓血便，伴恶心、呕吐、腹痛、里急后重，腹部轻压痛。

2. **慢性菌痢**：病程 2 个月以上，多见于体质瘦弱，合并营养不良、佝偻病、贫血患儿，黏液便与脓血便交替出现，高热及中毒症状少见，有时可突然加重呈急性发作表现。

3. **中毒型痢疾**：多见于 3~7 岁体质较好的儿童，起病急骤，病情重，进展快，中毒症状先于胃肠症状出现，高热、超高热，精神萎靡，频繁惊厥，昏迷，循环及呼吸功能衰竭等，病死率高。

[**需鉴别的疾病**]①其他病原感染所致的肠炎；②过敏性直肠结肠炎；③炎症性肠病；④中毒型痢疾需与热性惊厥、流脑、乙脑等鉴别。

[**处理要点**]

1. **辅助检查**：血常规、粪便常规、粪便细菌培养、血气分析及电解质等。

2. **一般处理**：卧床休息，注意隔离，流质、半流质饮食，呕吐严重时予禁食、静脉补液，维持水、电解质平衡。

3. **抗感染治疗**：选择敏感抗生素。①口服用药可选用：头孢克肟 3~6mg/(kg·d)，分 2 次；黄连素：10~20mg/(kg·d)，分 3 次。②重症时静脉用药可选择：头孢曲松 50~80mg/(kg·d)，单次静注；氨苄西林 100~200 mg/(kg·d)，分 2~4 次静注。疗程 7~14 天。

4. **对症处理**：高热时选用对乙酰氨基酚、阿司匹林退热；腹痛予山莨菪碱（654-2）口服或肌注。

5. **慢性菌痢**：抗感染治疗同急性菌痢，治疗时间延长，同时加强支持治疗。

6. **中毒型痢疾**：强调早期抢救，分秒必争，抓住主要矛盾，及时使用山莨菪碱改善微循环，同时采取相应的综合治疗措施。

第十二节　破伤风

破伤风是由破伤风杆菌经伤口侵入人体后引起的急性传染病，多为散发，新生儿可经脐带伤口感染。

【主要临床表现】常见潜伏期4~14天，之后进入痉挛期，烦躁不安，头痛肢痛，吮乳或咀嚼吞咽困难，继而出现身体各部位肌肉强直性痉挛表现：苦笑面容，颈强直，角弓反张、板状腹、呛咳、呼吸困难等，自发或轻微刺激后发作，发作时患儿表情惊恐，常面红耳赤、大汗淋漓，口角溢出白沫，随病情加重，发作趋于频繁。除重症外，患儿多意识清醒，体温正常。

【需鉴别的疾病】①化脓性脑膜炎；②病毒性脑炎；③手足搐搦症；④狂犬病；⑤下颌及咽喉局部感染。

【处理要点】

1. 辅助检查：血常规、脑脊液常规、伤口分泌物培养。

2. 一般处理：安静独居，避光，避免各类刺激，护理及检查治疗应尽量简化集中，急性发作期禁食，行全静脉内营养，保证热量和水分供应，保持呼吸道通畅，密切观察痉挛发作，严防窒息。

3. 伤口处理：彻底清创，改善组织供血供氧，减少外毒素产生和侵入神经系统。术前局部周围注射抗毒素5000~20000U，术后以3%过氧化氢或1∶4000高锰酸钾溶液作局部湿敷，每日3~4次，伤口暴露，不予包扎缝合。

4. 控制痉挛：常用镇静剂选用①苯巴比妥钠每次8~10mg/kg，肌内注射；②复方氯丙嗪每次1~2mg/kg，静脉注射；③水合氯醛每次40~60mg/kg，口服或灌肠，4~6小时一次。常用肌肉松弛剂选用①地西泮，≤5岁，每次1~2mg；>5岁，每次5~10mg，肌内注射或缓慢静脉注射，3~4小时1次；②咪达唑仑0.06~0.15mg/(kg·h)，静脉维持。警惕多次应用，导致呼吸抑制的发生。

5. 抗菌治疗：青霉素G 20万U/kg·d，分次静脉滴入，疗程10日；甲硝唑40~50mg/(kg·d)，分3次口服，或15mg/(kg·d)，分2次静脉注射，疗程7~10日。并发其他感染时根据药敏选择合适抗生素。

6. 中和毒素：尽早使用破伤风马血清抗毒素1万~2万U肌内注射或稀释后缓慢静脉滴注，用前皮试。人体抗破伤风免疫球蛋白安全有效，不需要皮试，3000U 1次深部肌肉注射。

第十三节　淋　病

淋病是由淋病奈瑟菌引起的急性或慢性性传播疾病。淋病患者和带菌者为传染源，常由性接触传播，小儿多为密切接触后感染，需警惕受性虐待史，新生儿可于分娩过程中阴道感染（结膜炎）。

【主要临床表现】主要引起泌尿生殖系统黏膜的化脓性炎症。潜伏期2~10天，多数3~5天，之后出现外阴灼痛、排尿刺痛、尿频、尿急、排尿困难，累及肛门直肠可出现肛门瘙痒、烧灼感等局部刺激症状。查体男童可见包皮红肿、龟头和尿道口潮红、有尿道脓性分泌物；女童可见外阴、阴道、尿道口红肿，阴道及尿道口有脓性分泌物。新生儿淋菌性眼结膜炎表现为双侧眼结膜红肿和溢脓，巩膜见片状充血性红斑，角膜混浊，严重时发展成角膜溃疡或穿孔，可导致失明。

【需鉴别的疾病】①非淋菌性尿道炎；②阴道炎；③念珠菌性外阴阴道炎。

【处理要点】

1. 辅助检查：血常规、CRP、分泌物直接涂片镜检、病原菌分离培养、病原菌核酸检测，建议常规行沙眼衣原体、梅毒、HIV相关检测。

2. 一般处理：严格消毒隔离。

3. 抗菌治疗：

①用药原则：及时、足量、规则。

②体重＞45kg儿童按成人方案治疗，选用：①头孢曲松250mg，单次肌内注射；②大观霉素2g，单次肌内注射；③头孢噻肟1g，单次肌内注射。

③体重≤45kg儿童选用：①头孢曲松25~50mg/kg，单次肌内注射；②大观霉素40mg/kg，单次肌内注射。最大剂量不超过成人用量。

④新生儿淋菌性眼结膜炎：①头孢曲松25~50mg/kg，总量不超过125mg，静脉或肌内注射，每日1次，连续治疗3天。②生理盐水冲洗眼部，每小时1次。

⑤有并发症的淋病需根据不同病情采用不同的治疗方案。

第十四节 小儿结核病

结核病是由结核杆菌引起的慢性传染病，全身脏器均可受损。痰涂阳性的肺结核患者是主要传染源，主要经飞沫传播，未接种卡介苗人群易感。

【主要临床表现】表现多样，轻重不一，因感染部位、侵犯程度不同，身体各部位可出现相应表现。儿童以原发性肺结核常见，一般起病缓慢，表现为不规则低热、食欲减退、消瘦、易疲劳、盗汗等结核中毒症状，咳嗽、多痰、咯血等呼吸道症状少见，浅表淋巴结轻、中度肿大，肝脾可轻度肿大，两肺体征少，与肺内病变不成比例；少数起病急，持续高热，似流感、肺炎、伤寒；高度过敏状态者可出现结节性红斑或疱疹性结膜炎；如支气管淋巴结高度肿大可出现相应的压迫症状：痉咳、喘息、呼吸困难、声嘶、静脉怒张等。

【需鉴别的疾病】①各种肺炎、胸膜炎；②伤寒；③风湿热；④支气管扩张、异物或肿瘤；⑤血液系统疾病；⑥肺外结核与相应脏器的其他病变相鉴别。

【处理要点】

1. 辅助检查：血常规、血沉、结核菌素试验、T-SPOT 试验、痰涂片找结核菌、病原菌培养、影像学检查、纤维支气管镜检查。常规检测 HIV。

2. 一般处理：适当休息，加强营养，注意隔离，积极对症支持治疗，避免并发其他传染病。

3. 结核化疗：治疗原则为早期治疗，剂量适宜，联合用药，规律用药，坚持全程，分段治疗。

①一线抗结核药物。异烟肼（Isoniazid，H）：小儿结核病化疗首选药物，全程应用；7~15mg/(kg·d)，口服或静注，最大剂量 300mg/d。利福平（Rifampin，R）：与 H 及乙胺丁醇（Ethambutol，E）有协同作用；10~20mg/(kg·d)，空腹顿服，最大剂量 600mg/d。吡嗪酰胺（Pyrazinamide，Z）：30~40mg/(kg·d)，顿服。E：15~25mg/(kg·d)，口服，每天 1 次。

②推荐治疗方案。HIV 低发、异烟肼低耐药地区，涂阴结核：2 个月 HRZ（强化治疗）＋ 4 个月 HR（巩固治疗）。上述地区痰涂阳结核、肺部病变广泛结核、重症肺外结核及 HIV 高发和 / 或异烟肼高耐药地区结核、

2个月 HRZE ＋ 4个月 HR。结核性脑膜炎和骨关节结核：2个月 HRZE ＋ 10个月 HR。

　　③治疗2周、强化治疗结束及每2个月进行治疗评估，直至治疗完成。

第十五节 梅 毒

梅毒是由梅毒螺旋体引起的慢性、系统性性传播疾病,多为直接接触传播,患者为唯一的传染源,儿童常于家庭内与患者密切接触导致感染,可潜伏多年甚至终身。一般分为后天获得性梅毒和先天梅毒(胎传梅毒),本节讨论后天梅毒。

【主要临床表现】早期梅毒指感染梅毒螺旋体 2 年内,包括一期、二期和早期隐性梅毒;晚期梅毒指病程 2 年以上,包括三期梅毒、心血管梅毒、晚期隐形梅毒等;神经梅毒在早晚期均可发生。

1. 一期梅毒:潜伏期 2~4 周,主要表现为硬下疳及邻近部位淋巴结肿大。

2. 二期梅毒:硬下疳出现后 4~6 周发生,皮肤黏膜损害,皮损多样化,泛发对称,全身浅表淋巴结肿大,可出现骨关节、眼、内脏及神经系统等损害。

3. 三期梅毒:可侵犯任何内脏及组织,造成严重的组织损伤及功能障碍。

【需鉴别的疾病】①结核;②出疹性疾病;③智力低下。

【处理要点】

1. 辅助检查:非梅毒螺旋体血清学试验、梅毒螺旋体血清学试验、直接查找梅毒螺旋体、脑脊液梅毒血清学试验。

2. 一般处理:严格消毒隔离,积极对症处理。

3. 抗梅毒治疗原则:尽早发现,及时正规治疗,剂量足够,疗程规则,治疗后足够时间的追踪观察。

①早期梅毒脑脊液正常者:苄星青霉素 5 万 U/kg,一次性肌注。普鲁卡因青霉素 5 万 U/kg,每日肌注 1 次共 10~14 天。

②早期梅毒脑脊液异常者(神经梅毒):青霉素每次 5 万 U/kg,每 6 小时 1 次,静注共 10~14 天。头孢曲松 25 ~ 50mg/kg,每日肌注或静注 10~14 天。

③三期梅毒脑脊液正常者:青霉素 5 万 U/kg,肌注,每日 1 次,共 15 天,1~2 个疗程,疗程间停药 2 周。头孢曲松 25~50mg/kg,肌注,每日 1 次,共 10 天。

　　④三期梅毒脑脊液异常者（神经梅毒）：青霉素每日 40~80 万 U/kg，分 4 次静注，共 10 天，然后再应用苄星青霉素 5 万 U/kg，肌注，每周 1 次，共 3 周。

参考文献

1. 桂永浩, 薛辛东, 杜立中, 等. 儿科学. 北京: 人民卫生出版社, 2015.

2. 国家卫生健康委办公厅, 国家中医药管理局办公室. 流行性感冒诊疗方案（2020年版）. 中国病毒病杂志, 2021,11(1):1-5.

3. 中华人民共和国国家卫生健康委员会. 手足口病诊疗指南 (2018年版). 中华临床感染病杂志, 2018,11(3):161-166.

4. 胡亚美, 江载芳, 申昆玲, 等. 诸福棠实用儿科学. 8版. 北京: 人民卫生出版社, 2015.

5. 王千秋, 刘全忠, 徐金华. 梅毒、淋病、生殖器疱疹、生殖道沙眼衣原体感染诊疗指南（2014年）. 中华皮肤科杂志, 2014,47(5):365-374.

6. 焦伟伟, 孙琳, 肖倩, 等. 国家结核病规划指南——儿童结核病管理（第2版, 2016年）. 中国循证儿科杂志, 2016,11(1):65-74.

丁旭锦 凌云

第十二章　其他疾病

第一节　营养缺乏性疾病

一、营养不良

营养不良是由于各种原因引起的蛋白质和/或热能摄入不足或消耗增多引起的营养缺乏病，又称蛋白质-热能营养不良，多见于3岁以下婴幼儿。根据病因和发病率高低依次分为消瘦型（严重热能不足）、混合型（消瘦-水肿型）、水肿型（严重蛋白质缺乏）。

【主要临床表现】起初表现为体重增长不理想，而后表现为进行性消瘦，皮下脂肪从腹部-躯干-臀部-四肢-面颊依次逐步减少，随之影响身高的增长，严重营养不良会伴有低蛋白血症、凹陷性水肿，甚至重要脏器功能损害。

【需鉴别的疾病】

①消耗性疾病：肺结核、恶性肿瘤等；②低蛋白血症：肾病综合征、肝硬化、蛋白丢失性肠病等；③其他疾病：原发性免疫力缺陷、肾上腺皮质功能减退症、甲状腺功能低下症等。

【处理要点】

1. 辅助检查：胰岛素样生长因子1、前白蛋白、视黄醇蛋白、肝肾功能、血电解质、血糖等，以及排除上述需要鉴别的疾病的相关检查。

2. 一般处理：去除病因和治疗原发病，高热卡方奶喂养，合理添加辅食，保证优质蛋白质的量、含铁丰富的食物和足量的热卡。

3. 药物治疗。

（1）补充维生素、矿物质及微量元素。

（2）酌情可用蛋白同化类固醇制剂，如司坦唑醇和苯丙酸诺龙以促进蛋白质合成。

（3）必要时住院行静脉营养；纠正并发症，如脱水、酸中毒、电解质紊乱、肾衰竭、低蛋白血症以及自发性低血糖识别和治疗感染等。重度贫血可少量多次输血。

二、维生素 D 缺乏性佝偻病

维生素 D 不足导致钙磷代谢紊乱、生长中的骨和软骨发生矿化障碍，根据严重程度不同有不同的临床表现，比如疼痛、易激惹、运动发育延迟、生长不良以及对感染的易感性增加。年龄较小的儿童可有囟门闭合延迟、颅骨软化、方颅、腕、踝部扩大及软骨关节处串珠样隆起，软化的骨干出现畸形等。血清 25-羟维生素 D 水平常低于 10ng/mL。

【主要临床表现】婴儿初期表现神经兴奋性增高，易激惹、常摇头（汗多刺激头皮），此时血清 25-羟维生素 D 开始下降，碱性磷酸酶（Alkaline Phosphatase，AKP）升高；随着病情进展，在激期出现甲状旁腺功能亢进和钙磷代谢紊乱以及骨骼改变：6 个月内出现颅骨变薄，按压似乒乓球样；至 7~8 个月可见方颅，手腕和脚踝出现手足镯；1 岁左右出现肋骨串珠、鸡胸、赫氏沟，开始行走后出现严重膝关节内/外翻（O 形腿或 X 形腿）。

【需鉴别的疾病】

①骨骼发育异常疾病：黏多糖病、软骨营养不良、低血磷抗维生素 D 佝偻病、维生素 D 依赖性佝偻病；②头围增大的疾病：脑积水、颅内占位等；③其他：远端肾小管酸中毒、肾性/肝性佝偻病等。

【处理要点】

1. 辅助检查：25-羟维生素 D、PTH、碱性磷酸酶（Alkaline Phosphatase，AKP）、血钙、血磷以及骨骼 X 线摄片。

2. 药物治疗：每天口服维生素 D 2000~4000U，连续一个月后，改为每天 400~800U；口服障碍的可一次肌注维生素 D 15~30 万 U，1 个月后改为每天口服 400~800U；共持续 3 个月。用药期间必须密切监测血钙、血磷、AKP、25-羟维生素 D 及影像学检查。

3. 其他治疗：补钙剂量为元素钙 30~75mg/(kg·d)，分 2~3 次给药，连用 2~4 周，严重的骨骼畸形可请骨科会诊，酌情手术矫正。

4. 预防：母孕期每天口服维生素 D 800~1000U。早产儿或低出生体重儿每天补充维生素 D 800U，3 个月后改为 400 U；一般正常新生儿出生后数天开始每天补充维生素 D 400 U，人工喂养儿每日至少摄入 1L 配方奶方可达到维生素 D 的摄入标准，每天奶量少于 1L 应补充维生素 D。

三、锌缺乏

锌摄入不足或代谢障碍导致体内锌缺乏，引起食欲减退、生长发育迟缓、皮炎和异食癖等症状。

【主要临床表现】食欲下降、异食癖，生长迟缓、性发育延迟，免疫功能下降、反复感染，智能发育迟缓，脱发、皮炎、地图舌、反复口腔溃疡等。轻度锌缺乏主要见于短期锌摄入不足，中度见于长期锌摄入不足或伴腹泻的患儿，重度见于肠病性肢端皮炎或长期用青霉胺治疗的患儿，表现为口部和肢端周围皮炎、腹泻、脱发三联征的特异性改变。

【需鉴别的疾病】
①异食癖：缺铁性贫血、肠道寄生虫病等；②生长迟缓：生长激素缺乏症、营养不良等；③智力低下：先天性甲状腺功能减退症等。

【处理要点】

1. 辅助检查：目前还是以血浆/血清/微量全血锌水平（需参照不同年龄的参考值）结合临床表现及锌缺乏高危因素进行综合评估。轻度锌缺乏敏感性低，容易受到炎症反应、检测时间及样本处理等的影响。

2. 一般处理：治疗原发病，多进食富含锌的动物性食物如肝、鱼、瘦肉、蛋、牡蛎等。

3. 补充锌剂：葡萄糖酸锌，每天补锌 0.5~1.0mg/kg（相当于葡萄糖酸锌 3.5~7.0mg/kg），疗程 2~3 个月。长期静脉营养者，每天补锌：早产儿 0.3mg/kg，年龄 0~5 岁 0.1mg/kg，年龄 > 5 岁 2.5~4.0mg/kg。

4. 预防：坚持母乳喂养，平衡膳食、不挑食和偏食，对于早产儿、长期人工喂养儿或腹泻患儿、烧伤患儿给予适当补锌。

第二节 寄生虫病

一、疟 疾

疟疾为被按蚊叮咬或输入带疟原虫者的血液而感染疟原虫所引起的虫媒传染病。

【主要临床表现】周期性规律发作,全身发冷、发热、多汗,长期多次发作后,可引起贫血和脾肿大。潜伏期7~14天,甚至数月;典型症状为"三部曲":发冷(畏寒、寒战、肌肉酸痛等),发热(发冷后体温迅速上升,达40℃以上,伴有头痛、呕吐、谵妄、抽搐等),出汗(可大汗淋漓,体温逐步下降)。

【需鉴别的疾病】

①高热寒战:肠伤寒、脓毒血症、血吸虫病;②肌肉酸痛:钩端螺旋体病、立克次体斑疹热、军团病、流行性腮腺炎;③抽搐:颅内感染等。

【处理要点】

1. 辅助检查。血常规、寒颤时厚血涂片染色查找疟原虫、骨髓涂片找疟原虫、抗疟原虫抗体等。

2. 一般处理。灭蚊,隔离;发热期卧床休息,流质或半流质饮食;退热及补充足够液体等对症处理。

3. 抗疟原虫治疗。①间日疟、三日疟和卵形疟:常用氯喹与伯氨喹联合治疗。②恶性疟:对氯喹尚未产生耐药性地区,仍可用氯喹杀灭红细胞内期的原虫,同时须加用配子体杀灭药。③快速高效抗疟药可选用青蒿素和青蒿琥酯等。

4. 其他治疗。维持循环和心肺功能正常,出现抽搐者镇静止痉、降低颅内压,黑尿热则首先停用奎宁及伯喹,继之给予激素、碱化尿液、利尿等治疗。

二、钩虫病

钩虫病是由钩虫科线虫寄生于人体小肠所引起的肠道寄生虫病。

【主要临床表现】钩蚴会引起皮炎(红色点状或小疱疹,烧灼、针刺感,奇痒),伴有咽喉发痒、咳嗽、哮喘甚至咯血;成虫会引起失血性贫血，早期多食易饥，体重下降，后期出现食欲下降、异食癖、营养不良甚至便血。

【需鉴别的疾病】

① 异食癖：锌缺乏、缺铁性贫血等；② 便血：牛奶蛋白过敏、坏死性小肠结肠炎等；③ 贫血性心脏病：先天性心脏病、心肌炎等。

【处理要点】

1. 辅助检查。粪便饱和盐水漂浮法找虫卵，钩蚴培养法孵化出钩蚴；钩虫虫体抗原皮内试验。

2. 一般处理。纠正贫血、补充铁剂和营养支持。

3. 驱虫治疗。①甲苯达唑：不分年龄（2岁以下慎用），每次100mg，每天2次，连服3天；②阿苯达唑：每次200mg，单剂有效，10天后可重复一次，严重心功能不全、活动性溃疡患儿慎用；③噻嘧啶：11mg/kg（最大1g），每天1次，睡前顿服，连服2~3天；④左旋咪唑：1.5~2.5mg/kg，睡前顿服，连用3天为1疗程。

三、蛔虫病

蛔虫病是由于儿童吞入感染期蛔虫卵而导致的肠道寄生虫病，并发症主要为胆道蛔虫病（蛔虫窜入胆道）、肠梗阻等。

【主要临床表现】多食易饥、异食癖、腹痛、夜惊、磨牙、营养不良等。并发症：①幼虫移行到肺、脑、肝、脾、肾、眼睛等出现相应症状；②胆道蛔虫症（成虫异位）：阵发性有上腹剧烈绞痛，呕吐胆汁，甚至出现黄疸、发热、胆囊破裂、胆汁性腹膜炎、急性出血性坏死性胰腺炎等；③蛔虫性肠梗阻：多见于回肠下段，起病急，脐周或右下腹阵发性剧烈疼痛，呕吐，腹胀，可见肠型和蠕动波，扪及包块等；④肠穿孔及腹膜炎：突发进行性腹胀、绞痛、哭闹不安，查体可见腹膜刺激征，X线检查可见膈下游离气体。

【需鉴别的疾病】

①咳嗽喘息：异物吸入，喘息性支气管炎等；②腹痛：急性胆囊炎，肠套叠等急腹症；③幼虫移行到重要脏器：TORCH感染、癫痫等。

【处理要点】

1. 辅助检查。粪便涂片找虫卵，血常规提示嗜酸性粒细胞增高，胸片提示云絮状阴影、病灶多变、易消失等。

2. 一般处理。注意个人卫生，做好粪便管理。

3. 驱虫治疗。①甲苯达唑: > 2 岁，每次 100mg，每天 2 次，或 200mg 顿服，连服 3 天；②柠檬酸哌嗪: 每天 150mg/kg（不超过 3g），睡前顿服，连服 2 天，肠梗阻时不用；③阿苯达唑: > 2 岁，每次 400mg，睡前顿服，10 天后可重复使用 1 次。

4. 并发症的处理。一般需住院治疗。①胆道蛔虫症: 驱虫、控制感染、解痉止痛等，必要时手术；②蛔虫性肠梗阻: 禁食，胃肠减压，解痉止痛，疼痛缓解后驱虫，完全性肠梗阻须及时手术。③蛔虫性阑尾炎或腹膜炎: 手术治疗。

第三节 常见皮肤病

一、尿布皮炎

尿布皮炎是尿布区域发生的局限性皮炎，新生儿及小婴儿多发。

【主要临床表现】冬季多见，皮肤损害局限于尿布区域，可见红斑、丘疹、糜烂、小脓疱及溃疡，不累及皮肤皱褶处。

【需鉴别的疾病】间擦疹、湿疹等。

【处理要点】

1. 辅助检查：如合并细菌或者真菌感染可以查血常规、CRP 及分泌物真菌涂片等。

2. 一般处理：勤换尿布不湿，保证皮肤干洁透气，避免大小便刺激皮肤。轻者暴露皮肤即可，或者外涂氧化锌软膏促进皮肤再生。

3. 皮疹严重的可以外涂弱激素软膏，如曲安奈德益康唑软膏。

4. 合并细菌感染可以外涂红霉素软膏等。

二、荨麻疹

荨麻疹是由过敏等因素引起皮肤、黏膜小血管扩张及渗透性增加而出现的一种局限性水肿反应，反复发生，病程迁延数小时至数月。

【主要临床表现】皮肤瘙痒，随后出现风团，大小形态不一，可呈鲜红、苍白色或皮肤色，亦可为水肿性红斑，可融合成片，自行消退，反复发生；可出现恶心、呕吐、腹痛等消化道症状；累及气管喉头出现胸闷气促、呼吸困难，甚至窒息；部分患儿出现手足、眼睑、颜面水肿。

【需鉴别的疾病】

① 水肿：血管性水肿、肾炎等。② 呼吸困难：急性喉炎、异物吸入等。

【处理要点】

1. 辅助检查：血嗜酸性粒细胞、过敏原测定、血 IgE 等。

2. 一般处理：寻找及去除病因，尽量回避各种可能诱发因素。

3. 抗组胺治疗：①第二代抗组胺药物：氯雷他定（每天 1 次，体重 < 30kg 者 5mg/ 次；> 30kg 者 10mg/ 次），其他还有地氯雷他定、依巴斯汀、西替利嗪、左旋西替利嗪等均为一线用药。②慢性荨麻疹：可根据风团发生时间给药，晨起风团多，睡前给予大剂量抗组胺药。临睡前风团多，晚餐后予大剂量抗组胺药。风团控制后，继续口服药物month余，逐步减量。一种抗组胺药物无效时，也可使用两种药物，或者联用H1和H2受体拮抗剂。

4. 伴有呼吸困难者需要住院治疗，立即皮下注射1∶1000肾上腺素0.3~0.5mL，随后使用糖皮质激素。

三、药　疹

药疹也称为药物性皮炎，药物经各种途径进入体内引起的皮肤或黏膜反应。

【主要临床表现】临床表现有很多类型，轻症包括荨麻疹型（风团）、麻疹或猩红热样发疹型药疹（红色斑丘疹或针头至米粒大小丘疹，伴有糠屑样脱皮），及固定红斑型（同一部位反复出现，圆形或椭圆形水肿性紫红色斑疹，可伴有水泡）；重症表现为过敏性休克（突然面色苍白、潮红或冷汗、血压下降、神志不清甚至昏迷），重症渗出性多形红斑（大小不等水肿性红斑或丘疹，中央有水泡，边缘紫色，靶型或虹膜样损害），中毒性表皮坏死松解症（从上至下，大小不等松弛性大疱和表皮松解）和药物超敏反应综合征（广泛斑丘疹或麻疹样皮损，可进展为红皮病，伴有发热、多脏器功能受损等）。

【需鉴别的疾病】麻疹、猩红热、过敏性紫癜、多形红斑等。

【处理要点】

1. 辅助检查。血常规、皮肤划痕试验、皮内注射试验、斑贴试验及淋巴细胞转换试验等。

2. 一般处理。停用可疑的过敏药物；促进药物排泄；无皮肤破损渗出，可用炉甘石洗剂止痒；清洁创面、湿敷、更换体位、保证入量等。

3. 抗过敏治疗。①轻症药疹：口服抗组胺药物（同荨麻疹）；②重症药疹：收住院治疗。

四、白色糠疹

白色糠疹又名单纯糠疹，一种原因不明的慢性皮肤病，表现为色素减退斑,组织病理示黑素细胞减少。多在春季起病,夏秋季消退,营养不良、维生素或锌缺乏及强烈日晒等均可诱发,肠道寄生虫及局部真菌感染可能与本病相关。

【主要临床表现】皮肤损害主要表现为色素减退性、圆形或椭圆形斑片,边缘清晰或模糊,早期为红或淡红色斑,数周后变为淡白色斑,上覆盖少量细小灰白色鳞屑;鳞屑消失后,白斑仍可存在 1 年以上。

【需鉴别的疾病】白癜风及花斑癣等。

【处理要点】

1. 辅助检查:血锌及皮损处真菌涂片及培养。

2. 一般处理:无特效疗法。避免日晒,纠正营养不良和锌缺乏,膳食均衡,可口服复合维生素 B,注意皮肤保湿,外涂 5% 硫磺霜或软膏;必要时外用抗真菌药物。

第四节　需要鉴别的常见儿外科疾病

一、急性阑尾炎

急性阑尾炎是以转移性右下腹痛及麦氏点压痛、反跳痛为其临床表现的儿童常见急腹症。

【主要临床表现】典型表现为脐周或上腹部疼痛，数小时转移到右下腹，伴有发热、呕吐，中毒症状越严重体温越高，右下腹固定性压痛是最可靠的体征，小儿阑尾解剖位置可位于麦氏点、靠近脐部或盲肠后，但每个患儿压痛点固定。

【需鉴别的疾病】肠梗阻、急性胰腺炎、过敏性紫癜（腹型）、肠蛔虫症等。

【处理要点】

1. 辅助检查。血常规、CRP、腹部超声及 CT 检查，直肠指检等。

2. 一般处理。卧床休息，流质/半流质，抗感染治疗（兼顾革兰氏阴性菌、阳性菌及厌氧菌），补液，纠正水电解质紊乱等。

3. 外科会诊。外科会诊，确定手术治疗或保守治疗。保守治疗者收住院。

二、肠套叠

肠套叠是由于部分肠管及肠系膜套入邻近肠腔所致的肠梗阻，是婴幼儿期常见的急腹症之一。

【主要临床表现】婴幼儿好发，尤其是 3 月龄～1 岁婴儿。突发剧烈腹痛、哭闹不安，甚至面色苍白，呕吐，腹胀，伴有果酱样血便，腹部可触及包块。随着年龄增长，病程缓慢，表现为阵发性腹痛，腹痛时上腹部或脐周可扪及肿块，疼痛缓解时无包块，呕吐少见，便血发生晚。

【需鉴别的疾病】

①血便：坏死性小肠结肠炎、过敏性肠炎、过敏性紫癜、Meckel 憩室等；②腹部包块：先天性肥厚性幽门狭窄、肠结石、肠蛔虫病等；③呕吐、腹痛：胃扭转、胃食管反流、肠旋转不良、肠扭转，嵌顿性疝等。

【处理要点】

1. 辅助检查：腹部超声及腹部立位平片；B 超监视下水压灌肠；诊断性空气灌肠。

2. 一般处理：维持内环境稳定，纠正酸中毒和电解质紊乱，补液支持治疗。

3. 外科会诊。

①非手术治疗：发病 48 小时内、全身情况好、无复位禁忌证（超过 48 小时，有脱水、高热、休克等；高度腹胀、腹膜刺激征、X 线腹部平片可见多数气液平面者；套叠头部已达脾曲，肿物硬且张力大；可疑器质性疾病；小肠型肠套叠），可选择 B 超监视下水压灌肠或空气灌肠或钡剂灌肠复位。

②手术治疗：肠套叠超过 48 小时，或时间不长病情严重疑有肠坏死肠穿孔者，及小肠型肠套叠，需立即手术治疗。

③继发感染者选择第三代头孢菌素治疗。

三、腹股沟疝

腹股沟疝是指腹腔内脏器通过腹股沟区的缺损向体表突出所形成的包块，根据疝环与腹壁下动脉的关系，分为腹股沟斜疝和腹股沟直疝两种。小儿多见腹股沟斜疝。

【主要临床表现】典型表现为腹股沟和 / 或阴囊有光滑、整齐、稍带弹性的可复性肿物。不可还纳性腹股沟斜疝可分为：①简单不可复性：疝内容物不能还纳腹腔，但无肠梗阻症状。②嵌顿性：疝内容物不能还纳，伴有肠梗阻或肠绞窄症状。

【需鉴别的疾病】鞘膜积液、肠梗阻、先天性巨结肠等。

【处理要点】

1. 辅助检查：超声检查。

2. 一般处理：避免剧烈哭闹、便秘及咳嗽等。6 月龄内婴儿的小型疝有自愈可能。

3. 外科会诊：腹股沟疝的治疗最终需手术修补，嵌顿疝必须紧急复位。有相应病史和可复性肿块的患儿应转诊至外科医生进行评估。对于疑似卵巢嵌顿的女性患儿，建议先行超声检查以明确疝囊内有无生殖器官。

四、睾丸扭转

小儿睾丸扭转是指由精索扭转引起的睾丸缺血性病变，可导致睾丸功能丧失。

【**主要临床表现**】发生于任何年龄，以新生儿期和青春期最为常见。表现为突发性一侧睾丸持续性疼痛，初为隐隐作痛，逐步加重，表现为阵发性剧痛，学龄期儿童可描述疼痛向腰腹部放射，伴恶心、呕吐，患侧睾丸拒按，阴囊皮肤充血、水肿、发硬或发红。新生儿及小婴儿的睾丸扭转常无痛苦表现，扭转的睾丸增大，变硬，但无压痛。阴囊内容物常与其壁粘连，并透过皮肤可呈蓝色。

【**需鉴别的疾病**】腹股沟疝、鞘膜积液、睾丸肿瘤、睾丸梗死、睾丸炎等。

【**处理要点**】

1. 辅助检查：阴囊超声。

2. 治疗：一旦确诊应立即转泌尿外科会诊。

五、肠梗阻

任何原因引起的肠道通过障碍，小儿时期比较多见。可分为机械性肠梗阻（肠管内外器质性病变引起的肠管堵塞）和动力性肠梗阻（中毒、缺氧及休克等导致胃肠蠕动功能不良，引起肠内容物传递作用低下或丧失）两大类。

【**主要临床表现**】三大主要症状：阵发性腹部绞痛、呕吐（可能含有胆汁或粪汁）、肛门不排气不排便。早期或高位肠梗阻无明显腹胀，晚期或低位肠梗阻腹胀明显。机械性肠梗阻肠鸣音亢进，动力性肠梗阻肠鸣音减弱或消失。

【**需鉴别的疾病**】先天性巨结肠、腹膜炎、肠闭锁等。

【**处理要点**】

1. 辅助检查：血常规、CRP、血气分析及腹部立卧位平片等。

2. 一般处理：禁食、胃肠减压，补液、纠正水电解质紊乱和酸碱失衡，抗感染等治疗。

3. 外科会诊，手术治疗：①机械性完全性肠梗阻，尤其是绞窄性肠梗阻,转外科手术治疗;②动力性肠梗阻的关键是治疗原发病,可采用保守治疗,密切监测病情变化,如保守治疗后病情持续进展,全身中毒症状加重、腹肌紧张、压痛或腹腔穿刺出血性渗液等,需及时转外科手术治疗。

参考文献

1. 中国优生科学协会小儿营养专业委员会，全国佝偻病防治科研协作组.维生素D缺乏及维生素D缺乏性佝偻病防治建议.中国儿童保健杂志，2015,23(7):781-782.

2. 王卫平，孙琨，常立文.儿科学.北京：人民卫生出版社,2019.

3. 胡亚美，江载芳，申昆玲，等.诸福棠实用儿科学.8版.北京：人民卫生出版社，2015.

4. 沈晓明，朱建幸，孙琨.尼尔森儿科学.北京：北京大学医学出版社，2007.

5. 中国研究型医院学会儿科学专委会，儿童锌缺乏症临床防治专家共识编写专家组.儿童锌缺乏症临床防治专家共识.儿科药物杂志，2020,26(3):46-50.

陈 春

附 表

一、临床检验参考值

附表 1-1　血常规参考值

项 目	新生儿	婴 儿	儿 童
白细胞（WBC ,10^9/L ）	15~20	11~12	4~10
白细胞分类（百分数）			
中性粒细胞（NEUT ,%）	31~40	31~40	50~70
嗜酸性粒细胞（EOS ,%）	0.5~5.0	0.5~5.0	0.5~5.0
嗜碱性粒细胞（BASO ,%）	0~1	0~1	0~1
淋巴细胞（LY ,%）	40~60	40~60	20~40
单核细胞（MONO ,%）	3~12	3~10	3~10
血小板（PLT ,10^9/L ）	100~300	100~300	100~300
红细胞（RBC,10^{12}/L ）	5.7~6.4	4.0~4.3	4.0~4.5
血红蛋白（g/L ）	140~200	110~120	120~140
血细胞比容（HCT ,%）	35~55	35~55	35~55
平均红细胞体积（MCV）	80~100	80~100	80~100
平均红细胞血红蛋白（MCH）	31~35	26~32	26~32
平均红细胞血红蛋白浓度(MCHC)	32~34	32~38	32~38
网织红细胞（RET ,%）	0~7	0.5~2.5	0.5~2.5

附表 1-2 血生化参考值

项目（缩写，单位）	标本	参考范围
总蛋白（TP, g/L）	血清	60~80
白蛋白（A, g/L）	血清	35~55
球蛋白（G, g/L）	血清	20~30
白球比（A/G）	血清	1.5~2.5 : 1
丙氨酸氨基转移酶（ALT，U/L）	血清	5~40
天冬氨酸氨基转移酶（AST,U/L）	血清	5~40
碱性磷酸酶（ALP,U/L）	血清	20~240
总胆红素（TBIL，μmol/L）	血清	1.71~19.8
直接胆红素（DBIL，μmol/L）	血清	0~6.8
间接胆红素（IBIL，μmol/L）	血清	1.71~13.0
总胆汁酸（TBA，μmol/L）	血清	0~10
胆碱酯酶（chE,U/L）	血清	4000~12600
r-谷氨酰转肽酶（GGT,U/L）	血清	5~50
肌酸激酶（CK,U/L）	血清	25~200
肌酸激酶同工酶（CK-MB,U/L）	血清	0~25
乳酸脱氢酶（LDH,U/L）	血清	50~240
α-羟丁酸脱氢酶（IIBD,U/L）	血清	80~220
腺苷脱氨酶（ADA,U/L）	血清	0~25
脂肪酶（LPS,U/L）	血清	1~54
淀粉酶（AMY,U/L）	血清	25~125
甘油三酯（TG,mmol/L）	血清	0.4~1.7
总胆固醇（TC,mmol/L）	血清	1.8~5.2
低密度脂蛋白胆固醇（LDL-C,mmol/L）	血清	0~3.36
高密度脂蛋白胆固醇（HDL-C,mmol/L）	血清	1~1.55
极低密度脂蛋白胆固醇（VLDL-C,mmol/L）	血清	0~0.77
肌酐（Cr，μmol/L）	血清	27~132
尿素（UREA,mmol/L）	血清	2.9~8.2
氨（AMM，μmol/L）	血清	< 54
尿酸（UA，μmol/L）	血清	119~416
空腹血糖（Glu,mmol/L）	血清	3.9~6.1
钾（K,mmol/L）	血清	3.5~5.5
钠（Na,mmol/L）	血清	135~145
氯（Cl,mmol/L）	血清	96~108
总钙（Ca,mmol/L）	血清	2.25~2.75
离子钙（Ca^{2+},mmol/L）	血清	1.1~1.3
磷（P,mmol/L）	血清	1.3~1.9
镁（Mg,mmol/L）	血清	0.8~1.2
铜蓝蛋白（CER,mg/L）	血清	210~530（新生儿和婴儿偏低）

附表 1-3 血气参考值

项目（缩写，单位）	标本	参考范围
血液酸碱度（pH）	动脉血	7.35~7.45
二氧化碳分压（$PaCO_2$, mmHg）	动脉血	35~45
	静脉血	46~50
氧分压（PaO_2, mmHg）	动脉血	80~100
氧饱和度（SaO_2,%）	动脉血	≥ 95
	静脉血	70~75
标准碳酸氢盐（SB, mmol/L）	动脉血	22~26
实际碳酸氢根（AB, mmol/L）	动脉血	21.4~27.3
碱剩余（BE, mmol/L）	动脉血	−3~+3
碳酸氢根浓度（HCO_3, mmol/L）	动脉血	22~27
血红蛋白总量（Hb, g/dL）	动脉血	11~16
氧合血红蛋白（HbO_2,%）	动脉血	91~99
血细胞压积（HCT,%）	动脉血	40~50

附表 1-4 尿常规参考值

项目（缩写，单位）		标本	参考范围
颜色		随机尿	浅黄
隐血（BLD）		随机尿	—
白细胞（LEU）		随机尿	—
沉渣	白细胞（WBC，个/高倍视野）	随机尿	< 5
	红细胞（RBC，个/高倍视野）		< 3
	管型		无或偶见
pH		随机尿	5~7
蛋白	定性	随机尿 24h尿	—
	定量（mg/24h）		< 40
糖（Glu）		随机尿	—
比重（SG）		随机尿	1.010~1.030
酮体（KET）		随机尿	—
胆红素（BIL）		随机尿	—
尿胆原（URO，μmol/L）		随机尿	

项目（缩写，单位）	标本	参考范围
钾（K,mmol/24h）	24h尿	35~90
钠（Na,mmol/24h）	24h尿	95~310
氯（Cl,mmol/24h）	24h尿	80~270
钙（Ca,mmol/24h）	24h尿	2.5~10
磷（P,mmol/24h）	24h尿	16~48
肌酐（Cr,μmol/24h）	24h尿	9~18
尿素（UREA,mmol/24h）	24h尿	250~600
尿酸（UA,μmol/24h）	24h尿	1.48~4.43
淀粉酶（AMY,U）	24h尿	< 64

附表 1-5　脑脊液参考值

项目（缩写，单位）		参考范围
外观		无色透明，新生儿多微黄。< 40 滴 / 分
压力（CSFP,kPa）	新生儿	0.2~0.8
	儿童	0.69~1.96
细胞数（WBC,10^6/L）	新生儿	0~34
	婴儿	0~20
	儿童	0~10
蛋白质（P,g/L）	新生儿	0.2~1.2
	儿童	0.2~0.4
葡萄糖（Glu,mmol/L）	婴儿	3.9~5.0
	儿童	2.8~4.4
脑脊液糖 / 血糖		0.6
氯化物（Cl,mmol/L）	婴儿	110~122
	儿童	115~127

附表 1-6　凝血功能参考值

项目（缩写，单位）	标本	参考范围
国际标准化比值（INR）	血浆	0.85~1.15
纤维蛋白原（FIB，g/L）	血浆	2~4
凝血酶原时间（PT，s）	血浆	9.4~12.5
凝血酶时间（TT，s）	血浆	16~18
活化部分凝血活酶时间（APTT,s）	血浆	25.1~38.4
D-二聚体（DD,mg/L）	血浆	0~0.256
血浆抗凝血酶Ⅲ（AT-Ⅲ,%）	血浆	83~128

附表 1-7　内分泌检测值参考范围

项目（缩写，单位）	标本	参考值
促甲状腺素（TSH,mU/L）	血清	0.2~7.0
四碘甲状腺原氨酸（TT_4,nmol/L）	血清	65~156
三碘甲状腺原氨酸（TT_3,nmol/L）	血清	1.34~2.73
游离甲状腺素（FT_4,pmol/L）	血清	8.37~29.6
游离三碘甲状腺原氨酸（FT_3,pmol/L）	血清	2.3~6.3
甲状腺过氧化物酶抗体（TPOAb,U/mL）	血清	0.00~5.61
甲状腺球蛋白抗体（TGAb,U/mL）	血清	0.00~4.11
胰岛素（Ins,mU/L）	血清	2.6~11.8
C肽（C-P,μg/L）	血清	1.1~5.0
糖化血红蛋白（HbA1c,%）	血清	< 6
胰岛素抗体（InsAb,ng/dL）	血清	< 5
血清皮质醇（cor,μg/dL）	血清	5~25
肾上腺皮质激素（ACTH,pg/mL）	血清	0~46

二、不同年龄儿童血压值

儿童血压简易记法
1~10 岁儿童典型收缩压：90+（年龄 ×2）mmHg
1~10 岁儿童收缩压下限：70+（年龄 ×2）mmHg
10 岁以上儿童正常收缩压下限：90mmHg
平均动脉压（MAP）= 舒张压 +1/3 脉压差或（收缩压 +2× 舒张压）/3
新生儿平均动脉压：舒张压 +0.45（收缩压 − 舒张压）

三、儿童常用药物及其剂量

	药品和规格	剂量和用法	注意事项
（一）青霉素类	氨苄青霉素（氨苄西林） 片剂：0.25g 针剂：0.5g	口服：25mg/(kg·d)，一日 2~4 次; 肌 注：50~100mg/(kg·d)，严 重 感 染 可 达 200mg/(kg·d)，分 4次; 静滴：100~200mg/(kg·d)，分 2~4 次，日最高 300mg/kg	广谱杀菌药。对青霉素类药物过敏禁用。大剂量给药易发生抽搐等神经系统毒性症状。不良反应有恶心、皮疹、腹泻等
	阿莫西林 颗粒：125mg 胶囊 250mg，500mg	口 服：50~100mg/(kg·d)，分 3 次	广谱抗菌药及杀菌抗生素。早产及 3 个月以下婴儿应减量慎用
（二）头孢菌素类	头孢氨苄 片剂、胶囊 0.125g，0.25g	口服：25~50mg/kg·d，分 3~4 次	第一代头孢菌素，对青霉素过敏者、有胃肠道疾病及肾功能减退者慎用
	头孢拉定 片剂：0.125g 针剂：0.5g，1g	口服：6.25~12.5mg/kg，q6h（每 6 小时 1 次，以下同），日极量 4g 肌注、静滴：6.25~12.5mg/kg，q6h	第一代头孢菌素。因易导致血尿，需监测肾功能和尿常规。肾功能不全患者需减量
	头孢克洛干混悬剂（希刻劳）0.125g	口服：20~40mg/(kg·d)，分 3 次，≤ 1g（一天总量）	不良反应：胃部不适，嗜酸粒细胞增多等
	头孢呋辛（西力欣） 针剂：0.75g，1.5g 片剂：0.125g，0.25g、0.5g	口服：通常 125mg bid（一天 2 次，以下同）或 10mg/kg，分 2 次，日极量 250mg 肌注和静滴：60mg/(kg·d)，分 2~4 次，重症感染可增至 100mg/(kg·d)	不良反应：皮肤瘙痒、胃肠道反应、血色素下降、转氨酶及胆红素升高、肾功能改变等。片剂不易嚼碎服用，小儿不宜
	头孢克肟 颗粒剂：50mg	口服：3~6mg/(kg·d)，分 2 次	不良反应：皮疹、腹泻、头痛、恶心、肾功能中重度不全需调整剂量

续表

	药品和规格	剂量和用法	注意事项
	头孢地尼 分散片：50mg， 100mg 胶囊：0.1g	口服：9~18mg/(kg·d)，分 3次	可能出现红色尿或红色 粪便。 对青霉素过敏、支气管 哮喘、荨麻疹等过敏性 患者、严重肾功能患者 等慎用；避免与铁剂合 用，易致头孢地尼吸收 降低
（三） 复方 制剂	阿莫西林/克拉维酸 钾（两者比例颗粒 4：1，针剂5：1） 颗粒剂：125mg 片剂：250mg	口服：3月~1岁，一次 62.5mg；1~7岁，一 次125mg；7~12岁，一 次187.5mg；＞12岁，一 次250mg。均一日3次	广谱抗生素，连续治疗 期＜14天，对头孢类 药物过敏者，哮喘、湿 疹、荨麻疹等过敏性疾 病及严重肝功能异常者 慎用
（四） 大环内 酯类	红霉素 片剂：0.1g 针剂：0.25g	口服：20~40mg/(kg·d)，分 3~4次 静滴：20~30mg/(kg·d)， 分2~3次（浓度0.5~1.0mg/ mL）	以葡萄糖为溶媒时必须 每100mL溶液中加入 4%碳酸氢钠1mL。 不良反应多为胃肠道不 适
	罗红霉素片 50mg，75mg	口服：5~10mg/(kg·d)，分2 次早晚服用	肝功能不全者慎用。 不可与麦角胺及西沙必 利合用
	克拉霉素 颗粒：0.1g 分散片：0.25g	口服：6月~12岁，15mg/ (kg·d)，分2次； ＞12岁按成人剂量	用于呼吸道感染、中耳 炎等。 肝肾功能不全者慎用。 有胃肠道反应、味觉异 常、头痛等
	阿奇霉素（希舒美） 颗粒：0.1g 分散片：0.25g 针剂：0.5g	口服或静滴：10mg/(kg·d)， 一日一次。总剂量不超过 1500mg	口服制剂空腹服用。有 发生致死性心律失常可 能（对已存在QT间期 延长、血钾低、血镁低、 心率慢的患儿慎用）
（五） 其他	利奈唑胺（斯沃） 片剂600mg 注射液300mL （600mg）	新生儿：≤7天，每次10mg/ kg，q12h，反应欠佳可改为 q8h；＞7天，每次10mg/ kg，q8h 儿童：10mg/kg（<600mg）， q8h；＞12岁：600mg，q12h	口服或静脉给药，剂量 一样无须调整。静滴时 间大于30分钟。 不良反应：给药时间长 （＞28天）可出现周 围神经性疾病和视神经 疾病，重度肝肾功能患 者慎用。 对于未明确革兰阳性菌 感染者用药可能增加死 亡风险
（六） 化学合 成的抗 菌药	复方磺胺甲噁唑 （SMZco） 片剂0.48g	口服：50mg/(kg·d)，分2次。 ≤40kg，SMZ20~30mg/kg， 甲氧苄啶4~6mg/kg，q12h； ＞40kg同成人	巨幼贫、＜2月龄婴儿、 重度肝肾损害者、孕妇 及哺乳期妇女禁用。 不良反应：皮疹、粒细 胞减少、贫血、血小板 减少等

药品和规格	剂量和用法	注意事项
甲硝唑片 0.2g 注射用甲硝唑磷酸二钠 0.915g	口服：厌氧菌感染 20~50mg/(kg·d)，分三次 静脉滴注：首剂 15mg/kg，然后维持量 7.5mg/kg，每 6~8 小时一次	静滴时间 > 20~30 分钟。活动性中枢神经疾病和血液病禁用。不良反应：大剂量可致癫痫、肢端麻木、感觉异常等周围神经病变，胃肠道反应，粒细胞下降等。肝功能不全者慎用

附表 3-2　抗真菌药

药品和规格	剂量和用法	注意事项
制霉菌素 片剂 10 万 U，25 万 U	口服：＜2 岁，每次 10 万~20 万 U，一日 4 次；＞2 岁，每次 25 万~50 万 U，一日 4 次	抑制并杀灭霉菌，预防和治疗肠道内及皮肤黏膜等念珠菌感染
氟康唑胶囊 50mg	口服：＜2 周新生儿，黏膜感染：3mg/(kg·d)；深部感染：6mg/(kg·d)；严重感染：12mg/(kg·d)，每 3 天一次。2~4 周新生儿：剂量同上，每 2 天一次。儿童：剂量同上，一日一次，日极量 400mg	不良反应：头痛、皮疹、胃肠道反应等。肾功能不全者慎用

附表 3-3　抗病毒药

药品和规格	剂量和用法	注意事项
阿昔洛韦胶囊 0.2g 注射液 0.25g	口服：＞2 岁，20mg/kg，分 4 次，共 5 日；＞40kg，0.8g 分 4 次，共 5 日 静滴：一次 5mg/kg，每 8 小时 1 次，连用 7 天 单疱脑炎或水痘的治疗：每次 10mg/kg，q8h，疗程 10 天。每 8h 极量 500mg/m²	一次静滴 > 1h，浓度不超过 5mg/mL，一般用生理盐水配。不良反应：肝肾损害、发热、皮疹、胃肠道不适等
更昔洛韦注射液 0.15g	静滴：一次 5mg/kg，每 12 小时 1 次，疗程 2 周。一次静滴 > 1h	不良反应：肝肾损害、胃肠道反应、骨髓抑制、中枢神经系统症状、皮疹、药物热等
奥司他韦颗粒 15mg 胶囊 75mg	口服：0~8 月，一次 3mg/kg；9~11 月，一次 3.5mg/kg；1 岁以上，体重≤15kg，一次 30mg；15~23kg，一次 45mg；23~40kg，一次 60mg；＞40kg 或 12 岁以上儿童，一次 75mg；均一日 2 次，连用 5 天	不良反应：胃肠道反应、头痛、头晕、疲乏、鼻塞、偶见血尿、白细胞减少及嗜酸性粒细胞增多、皮疹等。肾功能不全者慎用

附表 3-4 驱虫药

药品和规格	剂量和用法	注意事项
阿苯达唑（肠虫清） 片剂：0.2g	口服：2岁及以上儿童，2片（400mg）顿服。单纯蛲虫，单纯轻度蛔虫1片顿服。适用于蛔虫病、蛲虫病。 2岁以下禁用	不良反应：胃肠道反应、乏力、发热、皮疹等，停药后消失。极罕见严重皮疹（多形性红斑、Stevens-Johnson综合征）。严重肝肾心功能不全及活动性溃疡者禁用
甲苯咪唑（安乐士） 片剂：0.1g	口服：一次1片，一日2次，连服3天（蛔虫病、钩虫病）1片顿服，2周和4周后重复1次（蛲虫病）（FDA） 2岁以下不推荐使用	不良反应：脑炎综合征（迟发反应）、惊厥；肝肾功能不全者慎用

附表 3-5 退热药

药品和规格	剂量和用法	注意事项
对乙酰氨基酚混悬滴剂 15mL（1.5g）/瓶	口服：<3月，一次0.4mL；4~12月，一次0.8mL；其他，一次0.1mL/kg；每4~6小时1次	严重肝肾功能不全者禁用。偶见皮疹、药物热、粒细胞减少等。过量可能导致肝损伤
布洛芬混悬液 100mL（2g）/瓶	口服： 一次0.25~0.5mL/kg，每4~6小时1次，24h不超4次	支气管哮喘、肝肾功能不全、凝血障碍、出血性疾病等患者慎用
小儿布洛芬栓 50mg/粒	直肠给药：1~3岁，一次50mg；>3岁，建议用100mg。24小时不超4次	支气管哮喘、肝肾功能不全、凝血障碍者慎用

附表 3-6 呼吸系统用药

药品和规格	剂量和用法	注意事项
布地奈德 混悬液 2mL（1mg） 气雾剂	雾化：一次0.5~1mg，每6~8小时一次。 2~7岁：200~400μg/d，分2~4次吸入；>7岁：200~800μg/d，分2~4次吸入；剂量频应个体化	患肺结核、鼻部真菌感染、疱疹者慎用。用药结束后漱口
吸入用异丙托溴铵溶液 500μg（2mL）	雾化：体重≤20kg，一次250μg；体重>20kg，一次500μg；一日3~4次	不良反应：头痛、胃肠动力障碍、视物模糊、眼内压升高、皮疹、心悸等
沙丁胺醇雾化溶液 5mg（2.5mL）	雾化：体重≤20kg，一次2.5mg；体重>20kg，一次5mg；每4~6小时1次	剂量过大有心动过速、头痛、手颤等反应。哮喘发作时用，作为缓解用药，不作为长期控制用药
特布他林雾化溶液 5mg（2mL）	雾化：体重≤20kg，一次2.5mg，每日最多给药4次；体重>20kg，一次5mg，可每日给药3次	同沙丁胺醇

药品和规格	剂量和用法	注意事项
复方愈创甘油醚口服液 10mL/支	口服：一次 1mL/岁，一日 3 次 每天每公斤体重不超过 1mL	肺出血、急性胃肠炎者不 宜使用
糠酸莫米松鼻喷雾剂（内 舒拿） 一瓶 60 揿，一揿 50μg， 药物浓度 0.05%	喷鼻：青少年预防与治疗剂 量每侧鼻孔 2 揿 qd，维持剂 量每侧鼻孔 1 揿 qd；3~11 岁儿童，每侧鼻孔 1 揿 qd	用前摇匀，用于季节性过 敏性或常年性鼻炎。 鼻用糖皮质激素可能导致 儿童患者生长速度减慢， 接受治疗者应进行例行监 测（如身高等）
丙酸氟替卡松吸入气雾剂 （辅舒酮）一揿 50μg	1~16 岁儿童，一次 50~100 μg，一日 2 次。 16 岁以上儿童一般初始剂量， 轻度哮喘：一次 100~250μg 中度哮喘：一次 250~500μg 重度哮喘：一次 500~1000μg 均为一日 2 次	用于哮喘的长期控制 肺结核、糖尿病患者慎用。 建议 8 岁以下儿童借助储 雾罐
盐酸氨溴索 注射液（15mg）：2mL 口服液：100mL	静滴：＜2 岁，一次 7.5mg， 一日 2 次；2~6 岁，一次 7.5mg，一日 3 次；6 岁 ~12 岁，一次 15mg，一日 2~3 次；12 岁以上，一次 15mg，一日 2~3 次。严重 病例可增至一次 30mg。 口服：1~2 岁，一次 2.5mL bid；2~6 岁，一次 2.5mL tid（一天 3 次，以下同）； 6~12 岁，一次 5mL bid or tid；＞12 岁，一次 6~10mL，bid	肝肾功能不全、胃溃疡、 支气管纤毛运动功能受阻、 青光眼患者慎用。应避免 与中枢性镇咳药如右美沙 芬合用，以免稀化的痰液 堵塞气道。需防止 2 岁以 下儿童鼻孔接触到该药物
复方甘草合剂 100mL	口服：一次 1mL/岁，一日 3~4 次	镇咳祛痰药，不用于婴儿。 胃炎及消化性溃疡者慎用
盐酸丙卡特罗糖浆（美普 清） 30mL（0.15mg）	口服：＜6 岁，0.25mL/ kg；6~12 岁，一次 5mL； ＞12 岁，一次 10mL；均一 日 2 次（早、晚）	晚间用药应睡前口服。支 气管扩张剂，大剂量应用 易致心率快、心悸、偶发 室性心律失常、头痛、震 颤等不良反应
氨溴特罗口服溶液（易坦 静） 100mL	＜8 月，一次 2.5mL；8 月 ~1 岁，一次 5.0mL；2~3 岁，一次 7.5mL；4~5 岁， 一次 10mL；6~12 岁，一次 15mL；均一日 2 次。＞12 岁， 20mL tid，重者最初 2~3 天 tid；好转后可减至 10mL bid or tid	肥厚型心肌病禁用。甲亢、 心功能不全、高血压、糖 尿病、重度肾功能不全患 者慎用。避免与非选择性 β 肾上腺素受体阻断药合 用

附表 3-7　消化系统用药

药品和规格	剂量和用法	注意事项
西咪替丁 片剂：0.2g 注射液： 0.2g(2mL)/支	口服、静滴： 一次 5~10mg/kg，一日 2~4次	不宜用于急性胰腺炎。对严重肝肾功能不全、心脏病、呼吸系统疾病、SLE 等疾病患者慎用
奥美拉唑 胶囊：20mg 针剂：40mg	口服：根除幽门螺杆菌1~2mg/(kg·d)，分 2 次，日极量20mg，常规疗程为7~14 天 静滴：1 月~11岁初始0.5mg/kg，一日 1 次（最大 20mg），必要时可增加至2mg/kg（最大40mg）	不良反应：头痛及胃肠道反应等
多潘立酮 片剂：10mg	< 35kg，每次 0.25mg/kg；≥ 35kg，每次 10mg；每日均最多 3 次	小婴儿（1岁以下）可致神经系统症状须慎用。严重不良反应为心源性猝死和严重室性心律失常
双歧杆菌三联活菌散（培菲康）1g	口服：< 1 岁，一次0.5g；1~5岁，一次 1g；> 6 岁，一次2g；一日 3 次	冷藏（2~8℃避光）保存 若服用抗菌药，应避免同服，须分开服用
枯草杆菌二联活菌颗粒（妈咪爱）1g	口服：< 1 岁，一次半袋；1~2岁，一次 1 袋；> 2 岁，一次 1~2 袋，一日 2 次	若服用抗菌药，应避免同服，应分开服用 40℃以下温水或牛奶冲服
布拉氏酵母菌散（亿活）0.25g	口服：< 3 岁，一次 1 袋，一日 1 次；> 3 岁，一次 1 袋，一日 2 次	果糖不耐受、先天性半乳糖血症或乳糖酶缺乏者禁用。勿与超50℃的热水同服
蒙脱石散（思密达）3g	口服：< 1 岁，一次 1g；1~2岁，一次 1.5g；> 2 岁，一次3g；均一日 3 次	偶见粪便干结、便秘
消旋卡多曲颗粒（杜拉宝）10mg	口服：> 1 个月，一次 1.5mg/kg，一日 3 次	适用于儿童的急性腹泻。肝肾功能不全、果糖不耐受、先天性半乳糖血症或乳糖酶缺乏者禁用。一般最多服用 5 天
护肝利胆药		
葡醛内酯片50mg	口服：≤ 5 岁，一次 50mg；> 5 岁，一次 100mg；一日 3 次	偶引起轻度胃肠不适
复方甘草酸苷片（美能） 复方甘草酸苷注射液 片剂：100 片 注射液：20mL	口服：< 1 岁，一次半片，一日 1 次；> 1 岁，一次 1 片，一日 3 次（依年龄和症状适当增减） 静滴：1~2mL/(kg·d)，一日 1次	患有醛固酮症、肌病、低钾血症者慎用。饭后口服
腺苷蛋氨酸 0.5g	静滴：一次 0.5~1.0g，一日 1次，疗程 2 周	不应与碱性溶液或含钙溶液混合 抑郁症及双相情感障碍者不宜

附表 3-8　血液系统用药

药品和规格	剂量和用法	注意事项
注射用重组人凝血因子Ⅶ	静脉注射。少量出血：10~20 U/kg，根据需要每 12~24 小时重复给药；中度出血、小手术：15~30 U/kg，每 12~24 小时重复给药，治疗 3~4 天；大出血、大手术：30~50 U/kg，每 8~24 小时重复给药，直至危险消除或手术伤口愈合	用于控制和预防甲型血友病患者的出血症状 可能发生变态反应型超敏反应
蛋白琥珀酸铁口服溶液 15mL	口服：1.5mL/(kg·d)，分 2 次饭前服用	乳蛋白过敏、血色病、含铁血黄素沉着症、再障、溶贫、慢性胰腺炎、肝硬化者禁用
叶酸片 5mg	口服：一次 5mg，一日 3 次	巨幼贫不能单用叶酸。长期用药可出现厌食、恶心、腹胀等副作用
利血生 片剂：10mg；20mg	口服：一次 10~20mg，一日 3 次	可用于各种白细胞降低的治疗
酚磺乙胺（止血敏） 片剂：0.25g 针剂：0.25g（2mL）；1.0g（5mL）	口服：一次 10mg/kg，一日 2~3 次 肌注、静注：一次 0.125~0.25g，一日 2~3 次，视病情可增加剂量	用于脑出血、鼻出血、眼底出血及其他出血疾病的治疗和预防 不宜与碱性药物配伍
氨甲环酸（止血环酸） 片剂：0.25g 针剂：0.1g（2mL）；0.25g（5mL）	口服：一次 0.25g，一日 3~4 次 静注：0.25g（加入至 5%~10% 葡萄糖液或生理盐水中静滴），一日 2 次	可用于各种出血性疾病。可出现头晕、呕吐、胸闷等反应
维生素 K₁ 针剂：10mg（1mL）	肌注：预防新生儿出血性疾病，一次 0.5~1mg；治疗新生儿出血性疾病一次 1mg，可根据需要每 8 小时 1 次	严重肝脏疾患禁用。对肝素引起的出血倾向无效可引起严重过敏反应

附表 3-9　利尿、脱水用药

药品和规格	剂量和用法	注意事项
氢氯噻嗪片 25mg	口服：1~2mg/(kg·d)，一日 1~2 次。<6 个月婴儿剂量可达 3mg/kg	用药 1~2 小时开始起效，能持续 12 小时；可致低血钾；肝肾功能减退者慎用
氨苯喋啶片 50mg	口服：2~4mg/(kg·d)，分 1~2 次。可酌情调整剂量，日极量 6mg/kg	保钾利尿药
螺内酯（安体舒通）20mg	口服：1~3mg/(kg·d)，单次或分 2~4 次，5 日后酌情调整剂量，日极量 3~9mg/kg	不良反应：头痛、偶见皮疹、低钠血症、高钾血症等
呋塞米（速尿） 片剂：20mg 针剂：20mg	口服：2~3mg/(kg·d)，分 2~3 次 静滴、静注：一次 1~2mg/kg	5 分钟起效，维持时间短，约 4 小时；长期用药易致电解质紊乱。新生儿应延长用药间隔
甘露醇针剂 100mL（20g）	静注：治疗脑水肿、颅高压、青光眼一次 1~2g/kg，必要时可间隔 6~8 小时用药 1 次	静脉推注时间 30~60 分钟。外漏可致局部组织坏死 心功能障碍、肾功能不全者慎用

附表 3-10　内分泌系统用药

药品和规格	剂量和用法	注意事项
氢化可的松 片剂：20mg 注射剂 10mg（2mL）	口服，静滴：2~4mg/(kg·d)，分 3~4 次；危重 4~8mg/(kg·d)，分 3~4 次	严重精神病、癫痫、活动性消化性溃疡、角膜溃疡、肾上腺皮质功能亢进、高血压、糖尿病、抗菌药物不能控制感染如水痘、麻疹、霉菌感染、较重的骨质疏松等均为禁忌证
醋酸泼尼松片（强的松） 5mg	口服：1~2mg/(kg·d)，分 3~4 次	不良反应　长期大量可引起类库欣综合征、低钾、血压高、免疫力下降、骨质疏松等
甲泼尼龙 片剂（美卓乐）：4mg 针剂（甲强龙）：40mg	口服：1~2mg/(kg·d)，分 3~4 次 静注、静滴：一次 10~20mg，一日 1~2 次；关节腔、肌内一次 10~80mg。	抗炎作用远远强于氢化可的松，钠潴留作用较弱
地塞米松 片剂：0.75mg 注射剂：2mg（1mL）；5mg（1mL）	口服：0.1~0.25mg/(kg·d)，分 3~4 次 肌注、静滴：一次 1~2.5mg，一日 1 次	小儿使用需慎重
左甲状腺素（优甲乐） 50μg	口服：新生儿，初始剂量 10~15μg/(kg·d)，一日 1 次；婴儿，5~10μg/(kg·d)；1~5 岁，5~6μg/(kg·d)；5~12 岁，4~5μg/(kg·d)，维持剂量需个体化	婴幼儿需在每日早饭前至少 30 分钟服用
丙硫氧嘧啶片 50mg	口服：起始剂量 5~10mg/(kg·d)，最大量 300mg/d，维持治疗 50~100mg/d，分 3 次给药	服药期间应定期检查血象及肝功能
甲巯咪唑片（赛治） 10mg	口服：初始剂量 0.5~1mg/(kg·d)，最大量 30mg/d，可分 2~3 次。减量：2~4 周减 1 次，一次减量 5~10mg，最后维持治疗 5~10mg/d	不良反应：皮疹、白细胞减少、肝损害等。因本品含乳糖，罕见遗传性半乳糖不耐受、Lapp 乳糖酶缺乏症或葡萄糖 - 半乳糖吸收障碍者不推荐使用

表 3-11　神经系统用药

药品和规格	剂量和用法	注意事项
苯巴比妥（鲁米那） 片剂：30mg 针剂：0.1g	口服、肌注：镇静，一次 2~3mg/kg，一日 2~3 次；抗惊厥，一次 6~10mg/kg； 口服：抗高胆红素血症 5~8mg/(kg·d)，分次口服	严重肺功能不全、肝硬化、血卟啉病、哮喘、未控制的糖尿病等患者禁用。同时使用利巴韦林者禁用

药品和规格	剂量和用法	注意事项
水合氯醛口服液（制） 10mL（10%）	口服：一次 40~60mg/kg，一次极量不超过2g，稀释1~2倍后使用； 灌肠：一次 5~15mL，极量 20mL	心肝肾功能严重受损时慎用或减量
地西泮（安定） 片剂：2.5mg/片 针剂：10mg(2mL)/支	口服：> 6 月，一次 1~2.5mg，一日 3 次，最大剂量不超过 10mg。 静注：一次 0.1~0.3mg/kg	重度重症肌无力、闭角型青光眼、幼儿、低蛋白血症、多动症者慎用。新生儿禁用
咪达唑仑注射液 2mL（10mg）	镇 静：负 荷 量 一 次 0.1~0.2mg/kg（极量 5mg）静推：维持量1~5μg/(kg·min)，稀释后泵注	心脏病、重症肌无力、呼吸系统疾病者慎用

附表 3-12　心血管药

药品和规格	剂量和用法	注意事项
肾上腺素注射剂 1mg（1mL）	急性过敏或血管性水肿：肌注 1:1000肾上腺素一次 0.01mg/kg（最大量≤ 0.5mg），可根据血压、脉搏、呼吸每间隔 15~30min 再次给药。 1岁以上儿童心脏停搏或心动过缓：静脉注射或骨内注射一次 0.01mg/kg（0.1mL/kg，1:10000，最大单次剂量1mg），每 3~5min 可重复直至自主循环恢复；静脉维持 0.1~1μg/(kg·min) 气管内：一次 0.1mg/kg（0.1mL/kg，1:1000，最大单次剂量2.5mg），每3~5分钟可重复直至自主循环恢复或建立静脉通路	高血压、器质性心脏病、甲亢、洋地黄中毒、外伤性及出血性休克、心源性哮喘等禁用
去甲肾上腺素注射剂 2mg(1mL)	静滴：0.02~0.1μg/(kg·min)，按需调速	可卡因中毒、心动过速患者禁用。缺氧、高血压、甲亢、糖尿病、闭塞性血管炎等慎用
多巴胺 注射液 20mg（2mL）	0.5~20μg/(kg·min) 连续静滴，根据临床需要调整。低剂量：2~5μg/(kg·min)增加肾血流量和尿排出量；中等剂量：5~15μg/(kg·min)增加肾血流量、心率、心肌收缩力、心输出量和血压；高剂量：> 20~30μg/(kg·min)，去甲肾上腺素或肾上腺素更有效	嗜铬细胞瘤、闭塞性心律失常等慎用
多巴酚丁胺 注射液 20mg（2mL）	心力衰竭，静滴 2~20μg/(kg·min)，从小剂量开始，根据临床需要调整	房颤、室性心律失常、高血压、严重机械梗阻、心梗后等慎用

续表

药品和规格	剂量和用法	注意事项
毛花苷C（西地兰） 注射剂：0.4mg(2mL)	静脉、肌注：饱和量 ≤2岁，0.03~0.04mg/kg；>2岁,0.02~0.03mg/kg，分数次注射，维持量为饱和量的1/3~1/4	适用于急性心力衰竭患者，较少蓄积性。用此药前10天内未使用洋地黄，用此药24小时后方可用地高辛进行洋地黄化
地高辛 片剂：0.25mg; 注射剂：0.25mg/mL	口服：饱和量新生儿 0.03~0.04mg/kg；≤2岁 0.05~0.06mg/kg；>2岁 0.03~0.04mg/kg，分3次或6~8小时给予。维持量为总量1/5~1/3，分2次，每12小时1次或一日1次 静注：饱和量，<2岁，0.04~0.06mg/kg；>2岁，0.02~0.04mg/kg	用于各种原因引起的心力衰竭 若发生心律失常、频发室早等中毒时应立即停药或加服氯化钾
米力农 注射液：5mg/支	静脉注射：负荷量25~75μg/kg，5~10分钟缓慢静注，以后0.25~1.0μg/(kg·min)维持2~3天，疗程<2周	适用于对洋地黄、利尿剂、血管扩张剂治疗无效或各种原因引起的急慢性顽固性充血性心力衰竭 严重瓣膜狭窄病变、梗阻性肥厚型心肌病不宜用

附表 3-13　抗过敏用药

药品和规格	剂量和用法	注意事项
马来酸氯苯那敏片（扑尔敏） 片剂：4mg	口服：0.35mg/(kg·d)，分3~4次	甲亢、青光眼、消化性溃疡、高血压等慎用，新生儿、早产儿不易用
氯雷他定（开瑞坦） 片剂：10mg; 糖浆：60mg(60mL)	口服：2~12岁体重≤30kg，一次5mg，一日1次；体重>30kg或年龄>12岁儿童，一次10mg，一日1次	不良反应：头痛、嗜睡、口干、胃肠道不适等
盐酸西替利嗪滴剂（仙特明）30mL(300mg)/瓶	口服：1~2岁，一次0.25mL(2.5mg,约5滴)，早晚各1次；2~6岁,一次0.5mL,一日1次，或一次0.25mL，早晚各1次；>6岁，一次1mL，一日1次，或一次0.5mL，早晚各1次	肾功能损害减半量
盐酸氯丙嗪 片剂：25mg 注射液：50mg(2mL)	口服、肌注、静滴：0.5~1mg/(kg·d)，分3次	不良反应：黄疸、低血压、便秘、尿潴留、粒细胞减少等；1岁以下婴儿慎用

图书在版编目（CIP）数据

实用儿科门急诊手册 / 王春林，梁黎主编. -- 杭州：
浙江大学出版社，2021.12（2024.7重印）
ISBN 978-7-308-21901-3

Ⅰ. ①实… Ⅱ. ①王… ②梁… Ⅲ. ①小儿疾病—急
诊—手册 Ⅳ. ①R720.597-62

中国版本图书馆CIP数据核字(2021)第218577号

实用儿科门急诊手册

主编　王春林　梁　黎

责任编辑	徐素君
责任校对	金　蕾
封面设计	林智广告
出版发行	浙江大学出版社
	（杭州市天目山路148号　　邮政编码　310007）
	（网址：http://www.zjupress.com）
排　　版	杭州林智广告有限公司
印　　刷	浙江省邮电印刷股份有限公司
开　　本	889mm×1194mm 1/48
印　　张	3.75
字　　数	205千
版印次	2021年12月第1版　2024年7月第2次印刷
书　　号	ISBN 978-7-308-21901-3
定　　价	35.00元